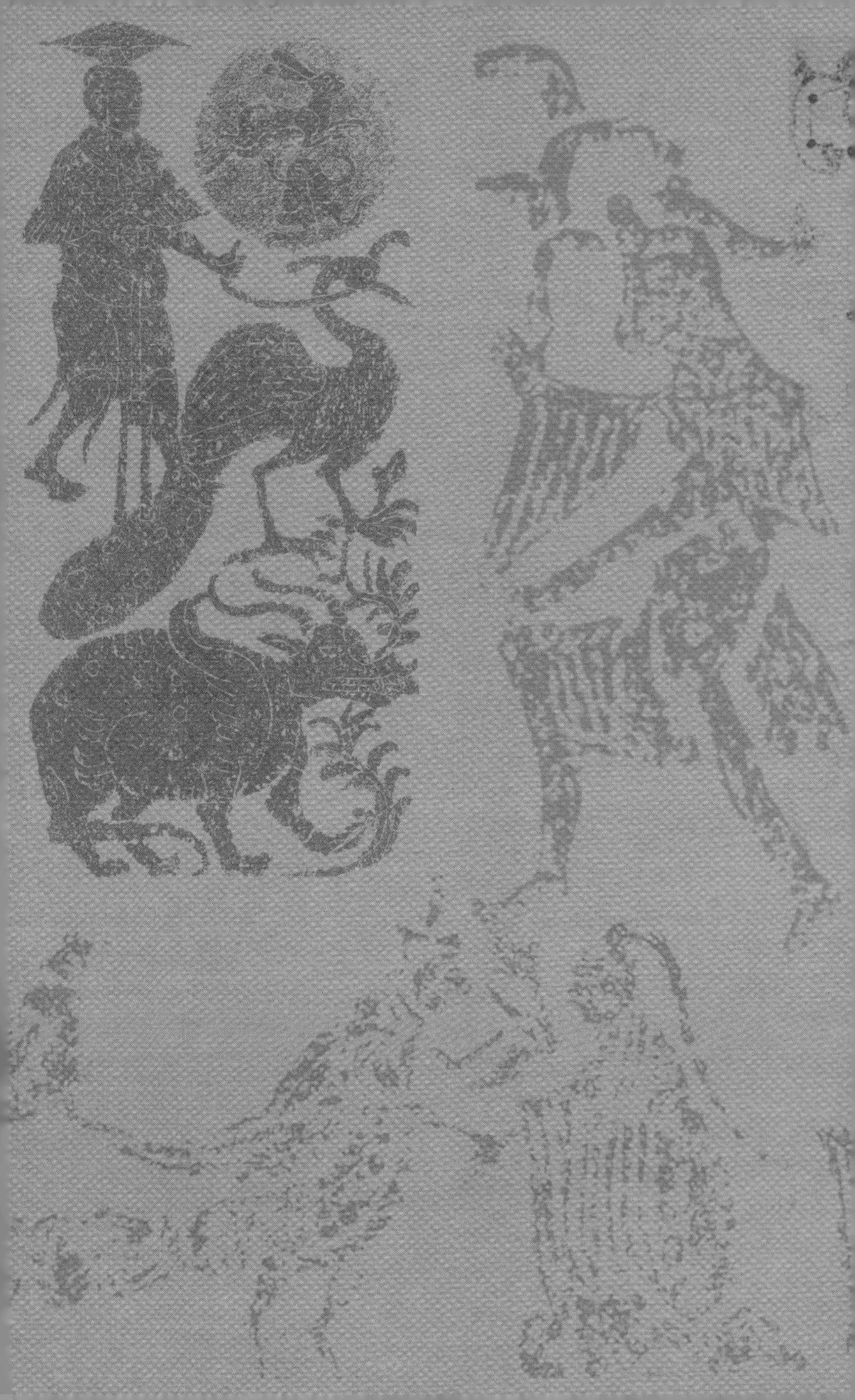

中国古医籍整理丛书（续编）

儿科醒

清·芝屿樵客　撰

赵　琼　和中浚　林　英　校注

全国百佳图书出版单位
中国中医药出版社
·北　京·

图书在版编目（CIP）数据

儿科醒 /（清）芝屿樵客撰；赵琼，和中浚，林英校注 .—北京：中国中医药出版社，2024.3
（中国古医籍整理丛书 . 续编）
ISBN 978-7-5132-8531-5

Ⅰ . ①儿… Ⅱ . ①芝… ②赵… ③和… ④林… Ⅲ . ①中医儿科学—中国—清代 Ⅳ . ① R272

中国国家版本馆 CIP 数据核字（2023）第 211678 号

中国中医药出版社出版
北京经济技术开发区科创十三街 31 号院二区 8 号楼
邮政编码　100176
传真　010-64405721
廊坊市祥丰印刷有限公司印刷
各地新华书店经销

开本 710 × 1000　1/16　印张 7　字数 70 千字
2024 年 3 月第 1 版　2024 年 3 月第 1 次印刷
书号　ISBN 978 – 7 – 5132 – 8531 – 5

定价　36.00 元
网址　www.cptcm.com

服务热线　010-64405510
购书热线　010-89535836
维权打假　010-64405753

微信服务号　zgzyycbs
微商城网址　https://kdt.im/LIdUGr
官方微博　http://e.weibo.com/cptcm
天猫旗舰店网址　https://zgzyycbs.tmall.com

如有印装质量问题请与本社出版部联系（010-64405510）

前 言

中医药古籍是中华优秀传统文化的重要载体，也是中医药学传承数千年的知识宝库，凝聚着中华民族特有的精神价值、思维方法、生命理论和医疗经验，也是现代中医药科技创新和学术进步的源头和根基。保护好、研究好和利用好中医药古籍，是弘扬中华优秀传统文化、传承中医药学术、促进中医药振兴发展的必由之路，事关中医药事业发展全局。

中共中央、国务院高度重视中医药古籍保护与利用工作，有计划、有组织地开展了中医药古籍整理研究和出版。特别是党的十八大以来，一系列中医药古籍保护、整理、研究、利用的新政策相继出台，为守正强基础，为创新筑平台，中医药古籍事业迈向新征程。《中共中央 国务院关于促进中医药传承创新发展的意见》《关于推进新时代古籍工作的意见》《“十四五”中医药发展规划》《中医药振兴发展重大工程实施方案》等重要文件均将中医药古籍的保护与利用列为工作任务，提出要加强古典医籍精华的梳理和挖掘，推进中医药古籍抢救保护、整理研究与出版利用。国家中医药管理局专门成立了“中医药古籍工作领导小组”，以加强对中医药古籍保护、整理研究、编辑出版以及古籍数字化、普及推广、人才培养等工作的统筹，持续推进中医药古籍重大项目的规划与组织。

2010 年，财政部、国家中医药管理局设立公共卫生资金专项“中医药古籍保护与利用能力建设项目”。2018 年，项目成果结集为《中国古医籍整理丛书》正式出版，包含 417 种中医药古籍，内容涵盖了医经、基础理论、诊法、伤寒金匮、温病、本草、方书、内科、外科、女科、儿科、伤科、眼科、咽喉口齿、针灸推拿、养生、医案医话医论、医史、临证综合等门类，时间跨越唐、宋、金元、明以迄清末，绝大多数是第一次校注出版，一批孤本、稿本、抄本更是首次整理面世。第九届、第十届全国人大常委会副委员长许嘉璐先生听闻本丛书出版，欣然为之作序，对本项工作给予高度评价。

2020 年 12 月起，国家中医药管理局立项实施“中医药古籍文献传承专项”。该项目承前启后，主要开展重要古医籍整理出版、中医临床优势病种专题文献挖掘整理、中医药古籍保护修复与人才培训、中医药古籍标准化体系建设等 4 项工作。设立“中医药古籍文献传承工作项目管理办公室”，负责具体管理和组织实施、制定技术规范、举办业务培训、提供学术指导等，全国 43 家单位近千人参与项目。本专项沿用“中医药古籍保护与利用能力建设项目”形成的管理模式与技术规范，对现存中医药古籍书目进行梳理研究，结合中医古籍发展源流与学术流变，特别是学术价值和版本价值的考察，最终选定 40 种具有重要学术价值和版本价值的中医药古籍进行整理出版，内容涉及伤寒、金匮、温病、诊法、本草、方书、内科、外科、儿科、针灸推拿、医案医话、临证综合等门类。为体现国家中医药古籍保护与利用工作的延续性，命名为《中国古医籍整理丛书（续编）》。

当前，正值中医药事业发展天时地利人和的大好时机，中医药古籍工作面临新形势，迎来新机遇。中医药古籍工作应紧紧围绕新时代中医药事业振兴发展的迫切需求，持续做好保护、整理、研究与利用，努力把古籍所蕴含的中华优秀传统文化的精神标识和具有当代价值、世界意义的文化精髓挖掘出来、提炼出来、展示出来，把中医药这一中华民族的伟大创造保护好、发掘好、利用好，为建设文化强国和健康中国、助力中国式现代化、建设中华民族现代文明、实现中华民族伟大复兴贡献更大力量。

中医药古籍文献传承工作项目管理办公室

2024 年 3 月 6 日

许 序

“中医”之名立，迄今不逾百年，所以冠以“中”字者，以别于“洋”与“西”也。慎思之，明辨之，斯名之出，无奈耳，或亦时人不甘泯没而特标其犹在之举也。

前此，祖传医术（今世方称为“学”）绵延数千载，救民无数；华夏屡遭时疫，皆仰之以度困厄。中华民族之未如印第安遭染殖民者所携疾病而族灭者，中医之功也。

医兴则国兴，国强则医强。百年运衰，岂但国土肢解，五千年文明亦不得全，非遭泯灭，即蒙冤扭曲。西方医学以其捷便速效，始则为传教之利器，继则以“科学”之冕畅行于中华。中医虽为内外所夹击，斥之为蒙昧，为伪医，然四亿同胞衣食不保，得获西医之益者甚寡，中医犹为人民之所赖。虽然，中国医学日益陵替，乃不可免，势使之然也。呜呼！覆巢之下安有完卵？

嗣后，国家新生，中医旋即得以重振，与西医并举，探寻结合之路。今也，中华诸多文化，自民俗、礼仪、工艺、戏曲、历史、文学，以至伦理、信仰，皆渐复起，中国医学之兴乃属必然。

迄今中医犹为国家医疗系统之辅，城市尤甚。何哉？盖一则西医赖声、光、电技术而于20世纪发展极速，中医则难见其进。二则国人惊羡西医之“立竿见影”，遂以为其事事胜于中医。然西医已自觉将入绝境：其若干医法正负效应相若，甚或负远逾于正；研究医理者，渐知人乃一整体，心、身非如中世纪所认定为二对立物，且人体亦非宇宙之中心，仅为其一小单位，与宇宙万象万物息息相关。认识至此，其已向中国医学之理念“靠拢”矣，虽彼未必知中国医学何如也。唯其不知中国医理何如，纯由其实践而有所悟，益以证中国之认识人体不为伪，亦不为玄虚。然国人知此趋向者，几人？

国医欲再现宋明清高峰，成国中主流医学，则一须继承，一须创新。继承则必深研原典，激清汰浊，复吸纳西医及我藏、蒙、维、回、苗、彝诸民族医术之精华；创新之道，在于今之科技，既用其器，亦参照其道，反思己之医理，审问之，笃行之，深化之，普及之，于普及中认知人体及环境古今之异，以建成当代国医理论。欲达于斯境，或需百年欤？予恐西医既已醒悟，若加力吸收中医精粹，促中医西医深度结合，形成21世纪之新医学，届时“制高点”将在何方？国人于此转折之机，能不忧虑而奋力乎？

予所谓深研之原典，非指一二习见之书、千古权威之作；就医界整体言之，所传所承自应为医籍之全部。盖后世名医所著，乃其秉诸前人所述，总结终生行医用药经验所得，自当已成今世、后世之要籍。

盛世修典，信然。盖典籍得修，方可言传言承。虽前此50余载已启医籍整理、出版之役，惜旋即中辍。阅20载再兴整理、出版之潮，世所罕见之要籍千余部陆续问世，洋洋大观。

今复有“中医药古籍保护与利用能力建设”之工程，集九省市专家，历经五载，董理出版自唐迄清医籍，都400余种，凡中医之基础医理、伤寒、温病及各科诊治、医案医话、推拿本草，俱涵盖之。

噫！璐既知此，能不胜其悦乎？汇集刻印医籍，自古有之，然孰与今世之盛且精也！自今而后，中国医家及患者，得览斯典，当于前人益敬而畏之矣。中华民族之屡经灾难而益蕃，乃至未来之永续，端赖之也，自今以往岂可不后出转精乎？典籍既蜂出矣，余则有望于来者。

谨序。

第九届、十届全国人大常委会副委员长

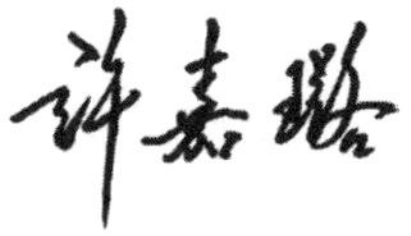

二〇一四年冬

校注说明

《儿科醒》系清代医家芝屿樵客所撰，其姓名不详，据书中内容线索，当为清代中期在江南扬州一带行医的医家，尤擅儿科。受业于华阳山人，承师意撰《儿科醒》十二卷，成书年代不详。华阳山人为之作序，赐福题金缕曲。书名之意在于告诫习幼医者应扼儿科之要领，常醒而不惑。

本次整理，以《儿科醒》现存最早版本清嘉庆十八年（1813）甘棠博爱堂刻本为底本，其中，中国中医科学院图书馆馆藏该刻本最早最精，但刻本缺序及卷十至卷十二，故序及卷十至卷十二采用辽宁省图书馆藏本，补为完帙。以清末上海千顷堂书局刻本为主校本，以珍本医书集成本为参校本，以《黄帝内经》（以下简称《内经》）等为他校本。本次整理校勘，主要采用对校、本校，参用他校，谨慎使用理校，校注原则主要包括以下几项。

1. 繁体字竖排改为简体字横排，采用现代标点方法，对原书进行标点。由于版式变更，书中表示上下文的“右”改为“上”、“左”改为“下”，不出校记。

2. 原书中一般笔画之误以及明显的错别字，均予径改，不出校记。

3. 原书中的异体字、古今字、俗写字，如“沈”与“沉”、“翫”与“玩”、“胞”与“脆”等，统一以规范简体字律齐，不出校记。

4. 原书中通假字保留原字，首见处出校说明。

5. 原书中药物名称均径改为规范药名，不出注。

6. 对个别冷僻字词加以注音和简注。

7. 原书中的误文，有本校和他校资料可据者，据本校或他校资料改，并于首见处出注，无本校或他校资料可据者，出注存疑。

8. “引用方目”原列于目录之后，现移篇末。

9. 底本中双行小字，现改为单行小字。

10. 原书每卷前原有“华阳山人阅定　芝屿樵客著”字样，今一并删去。

序

且言之无关于民生，不足以传于后世，与无补于当时者，虽言如弗言也。是故役神敝精，立言著书，而无所用于天下者，君子不为焉。医之为道也，圣人所以前民用而传后世者也，夫岂小道云尔哉！粤[①]自黄帝三代而下，贤哲吐辞为经，烺烺炳炳[②]，其泐[③]为成书也已彰彰矣，而吾徒尚何言哉！尚何言哉！虽然，言今之医而吾心戚矣，言今之儿医而吾心益大戚矣。何则？人有所欲喻于当世者，而当世先有所执持而莫能明；有所欲白于斯人者，而斯人亦有所胶固而不能解，则予愈不得不憬然而心恻矣。嗟乎，嗟乎。古今来因陋就简，锢蔽沉溺，与夫抱愤懑而不能明，就危亡而不知悟，若是者岂少哉！予弟子芝屿，受予意为儿科书，盖悯童稚之无辜，而挽当时之陋习也。其言综前贤之奥旨，发金匮之英华，别径分门，了若观火，精纯泮涣[④]，法简而该[⑤]，此诚可以大补当时，传后世以卫民生者矣。夫岂役神敝精而无所用于天下哉！且夫人之惑溺而莫能破其懵昧者，诚以成书庞杂，靡所适从，简陋苟安，讹传沿习，衢谈巷说，比比而然。苟得乎妇人女子之情，通乎阃闼闺闱[⑥]之见，则其所挟持而噪为良医者，正其惑溺于己而厚诬于人者

① 粤：语气词，表示严肃审慎的语气。

② 烺（lǎng 朗）烺炳炳：出成语“炳炳烺烺”，形容文章词语声韵美妙。出自唐·柳宗元《答韦中立论师道书》。

③ 泐（lè 勒）：书写铭刻。

④ 泮涣（pàn huàn 盼换）：放达，无拘束。

⑤ 该：通“赅”。完备。

⑥ 阃闼（kǔn tà 捆踏）闺闱：内室，此处指居于内室的妇女。

也。悲夫！晚近之人，师心立说，妄意著书，蔑古成法，争鸣新奇，揆之于古人折臂折肱之义，不已大谬不然乎？无怪乎惑溺者而终莫之破已，吾于是益不禁怦然心动矣。苟以局中之见，参一局外之观，则以己之赤子为人之赤子，以己之轻意肆志为人之轻意肆志，则固未有不涕泣而嫚骂者。则吾知是编之出，必有始则戚然悲、慨然叹者，而继则可知其辴[①]然喜、翻然笑也。吾安得默默而不言乎，是可见信于天下，是可大白于天下。

华阳山人　序

① 辴（chǎn 缠）：笑的样子。

题　辞

这段功非小。悯孩提惺惺救世，许多头脑。药当通神原有据，此意须人探讨，寿群生几行梨枣。石室兰台开奥义，只一编可把群言扫。授儿医，传家宝。

世情可笑都颠倒。论而今心头眼底，谁人分晓。痘疹痧麻童稚劫，只是沉冤不少。是书成金针度了，斯世斯人如梦觉，便晨钟那抵斯编好。保赤子，长生道。

（调寄金缕曲）赐福谨题

凡　例

一幼科古称哑科，以其言语不通，病情难测，故谚云：宁治十男子，不治一妇人；宁治十妇人，不治一小儿。盖甚言其难也如此。然果能扼其要领，则亦何难之有？是书所列，虽似限于篇幅，然深得提纲之妙，读者幸毋忽焉。

一小儿医自仲阳而下，代不乏人。然可传可守者，仅数家而已。是书所集，颇多采录，诚以理之所在，有不容另措一词者。读者慎毋以抄袭陈言见诮。

一治病莫要于辨寒热虚实，而小儿之病，亦只惟表里二症而已。果能于表里症中辨出寒热虚实，则自是高手。学者熟玩此书，自有会悟处。

一惊风一症，前人凿空而谈，遂成千古疑城，千篇一律，比比皆然。虽间有辟之者，又未足以大破其惑，故遗祸至今，无有底止。是书辨列，实具苦心，阅者慎毋漠视。

一近世谓有病宜饿，传讹袭谬，大率皆出自庸医、妇人之口。自此说行，因饿而死者不知凡几，予甚伤之，因述不可饿论。然所援引，悉本圣经贤论，非予臆见，宜为医所共知。世有贤者，果能同予矫得此偏，则积德不浅矣，予尤于此有厚望焉。

一痘疮果能不事寒凉攻下，则失手处自少。自《痘疹正宗》出，而死者更多，非至愚者，必不宗其说。予于论内，尤殷殷致意焉。

一种痘，诚为避危就安，万全良法。有力之家，固知早种，而单寒之子，欲种弗能。今春博爱堂举行此法，广为贫家儿女种痘，悉奏全功，良堪嘉尚。一切章程，载在论中。吾愿有力仁人，在在行之，则造福不小矣。

一是书旁稽远覈[1]，言简意该，化出成书，参以心得，故能出深入浅，法密方纯。虽多引陈言，然发前人所未发者，正复不少。读者其亦细心而体玩之。

① 覈（hé 河）：通“核”。对照、考察。

目　录

卷之一　总论第一

《易》曰：天地絪缊[①]，万物化醇，男女构精，万物化生。盖人之生也，必禀天地之正气以成形，藉阴阳之化育而赋命。在上古，元气浑庞，太和洋溢，八风正而寒暑调，六气和而雨旸[②]若，人情朴实，风俗贞纯，是以上古之民，恒多寿而少病，即《内经》所谓上古之人，和于阴阳，明于术数，起居有度，不妄作劳，春秋皆度百岁而去者是也。迨于后世，元气渐薄，风俗烦偷，人情穿凿，名利有不时之扰，嗜欲多无厌之求，是以近日之民，恒多病而少寿。即《内经》所谓中古之人，以酒为浆，以妄为常，醉以入房，以欲竭其精，以耗散其真，不知持满，不时御神，未至半百而衰者是也。夫以黄帝之时，即称中古，迄今复数千年来，权其气化，不更薄耶？是凡习儿医者，须知今昔气运不同，禀赋根荄[③]愈薄。凡于小儿之病，更宜加意培植，保护元气，不可妄用攻伐之剂，以贻人夭札[④]之祸也。乃近日幼科，不明此理，动辄攻伐，而又绝其乳食。其呱呱者，口不能言，任医冤杀，束手待毙，底于死亡。悲夫！此等恶习，不知始自何人，遂至相习成风，流祸无已。愚夫愚妇，溺于其说，至死不悟，为婴儿之大患，而惟扬属为尤甚。吁，可恨也！至若《书》[⑤]称：若药弗瞑眩，厥疾弗瘳。此盖当

① 絪缊（yīn yūn 因氲）：天地阴阳二气交互作用的状态。
② 旸（yáng 阳）：通“阳”。
③ 根荄（gāi 该）：植物的根。此处指根本。
④ 夭札（yāo zhá 幺扎）：遭疫病而早死。
⑤《书》:《尚书》。

时因事取譬之辞，非教人服药务宜瞑眩也。其如愚人引为口实，乃一概投之以瞑眩，殊不思小儿向称芽儿之义。夫所谓芽儿者，如草木之萌芽，其一点方生之气甚微，栽培护养，惟恐不及，而堪加之以剥削之挠，施之以斧斤之利乎？此诚不可也。原夫《易》无妄[1]九五爻辞云：无妄之疾，勿药有喜。《象》曰：无妄之药，不可试也。观此则知圣人或亦有以鉴夫瞑眩之非，故特示勿药有喜之戒，而我夫子亦有未达不敢尝之语。又张仲景先生《伤寒论》内，亦有勿药为中工之训。又张子和著《儒门事亲》书，其中有语友人陈敬之云：小儿有病，不如勿用庸医。但恐妻妾怪其不医，宜用汤浸蒸饼令软，丸作白丸，给其妻妾，以为真药，服之以听天命，最为上药。后丙戌岁，群儿病泄泻，用药者皆死，惟敬之守子和之戒，其儿虽病，得以无恙。以上所引，一为圣人之至训，一为名医之精论，载在简册，昭于日月，人第习而不察耳。夫以伤寒剧病，抑且可以勿药，而况小儿气血几何，岂可委之以庸医之手，试之以无妄之药乎？此子和之所以教敬之之不服药为愈也。仆承师训，久悯于此，欲效忠告之良谋，用救方今之恶习。爰列若干门于后，以贻夫世之贵小儿而好服药者，奉为金鉴云。

① 无妄：《易》卦名。六十四卦之一，震下乾上。

卷之二　诊治法论第二

凡诊小儿之法，诸书皆以面部及手纹为识病之资，其所援引，率皆渺昧难凭，烦琐无要。其于诸大家所谓望闻问切四者之诊，置闻问切三者于不讲，可得谓之为良医乎？夫小儿言语不通，病情难识，则尤当以望闻问切为诊治之要。盖望其形色，则有以知其邪正之盛衰；审其声音，则有以别其禀赋之强弱；询其向背，则有以识其性情之好恶；察其脉息，则有以明其表里之寒热。苟能细心求之，则表里寒热虚实，皆得其真，用药自无不当。奈何近日幼科，学术更浅，一遇小儿有病，不是从事于表，便是攻伐其里。迨至真阳外越，虚热日增，则清凉并进，一味胡猜，不独望闻问切四者不知，抑且置虚寒二症于不问。嗟乎！曾不知迩来气化日薄，今人禀赋更虚，加以婴儿气血未坚，脏腑柔脆，些小病痛，其元气已不能支，而堪庸劣之徒，寒热不分，虚实莫辨，妄意揣摩，任情剥削者乎！兹则掀翻底蕴，直指精微，专以望闻问切四者为纲，以揭明表里寒热虚实六者之要，俾学者有所依据，庶几不致颠倒混施，诛伐无过，或于婴儿有厚幸矣。至于用药之法，宁勿药，毋过剂，宁轻，毋重，毋偏寒，毋偏热，毋过散，毋过攻。须遵《内经》“邪之所凑，其气必虚”之训，时以保护元气为主。知乎此，于婴儿诊治之道，思过半矣。至于虚寒败症，则非峻用温补，不可挽回，毋得稍涉因循，致令不救，此又不可不知也。

卷之三　表论第三

小儿表症，谓外感风寒，其见证必先发热。然发热之证有三，最宜详辨，不可一概混同施治也。其在冬月感于寒者，头痛，身痛，项背强，恶寒，壮热无汗，脉浮而紧，此太阳表证。用药得法，一汗即解，详见实论。其感于风者，头痛，鼻塞，流涕，发热，或有汗恶风，或无汗恶寒，或咳嗽干呕，脉浮而数或紧，此四时之感冒是也。治法不可大发散，微表之即已，如易简参苏饮、惺惺散之类主之。大抵近日人情，爱护小儿者众，富贵之家，重衣厚褥，贫贱之子，亦皆衣絮，以致汗液不断，腠理疏泄，偶触微风，即成感冒。是以迩来小儿，冬月感寒之症百无一二，而伤风发热之症恒多也。至若内因于虚，发热之症极多，最为疑似，人殊不知，更宜详辨。如阳虚生寒，阴虚发热；血虚发躁而热，气虚自汗不能食而热，气虚注夏[1]而热，暑湿合病而热；汗后阴虚，阳无所附而热；汗后阳虚，阴无所附而热；阳气下入阴中，昼安静，夜烦躁而热；重阳无阴，夜安静，昼烦躁而热。以上诸症，同一发热也，若误表之必死。其次则又有变蒸之热，将发痘疹之热，亦同一发热也，而援守各异。每见庸医，一遇发热，动皆表散，殊不知病有微甚，热有虚实，虽同一发热，而治法殊途，攻补迥别。业幼科者，于临症之际，务宜细心体认。必先问其病之新久，曾未服药，以及一切爱恶情状。然后再察其热之温壮，形之强弱，脉

① 注夏：即疰夏，中医病证名。

之虚实，色之夭泽，合四者以决之，庶无误人于夭札也。盖外感为暴病，其发热也骤，必手背热、脉浮、身热无汗，仍须分别虚实以治之，详见虚实门。若无手背热、脉浮、身热、无汗等症，或发热已久，则非外感证矣，治者审焉。

附方

易简参苏饮

治感冒发热头痛，与因痰饮凝积，发而为热，并宜服之。亦治中脘痞闷，呕逆恶心，小儿、室女，尤宜服之。

前胡　人参如无，以好党参代之　紫苏　干葛　半夏　茯苓各三分　枳壳　陈皮　甘草　桔梗　木香各二分

上㕮咀[1]，每服四钱。水一盏，生姜七片，枣一枚，煎至六分，去渣服。

惺惺散

治小儿伤寒时气，风热头痛，目眵多睡，痰壅咳嗽喘急，或痘疹已出、未出疑似之间。

人参　白术炒　茯苓　甘草　北细辛　川芎　桔梗炒，各等分

上为末，每服二钱，入薄荷五叶，水煎服一方有防风、天花粉。

---

① 㕮咀（fǔ jǔ 府举）：中医用语。用口将药物咬碎，或用其他工具切片、捣碎或锉末，以便煎服。

卷之四　里论第四

凡治小儿里症，亦惟宜忌二字而已，要在辨之明而见之确耳。夫小儿元气无多，脏腑脆嫩。若夫当下而不下，则津液消烁，所谓急下以救胃中津液是也。不当下而下，则里气受伤，邪反乘虚内陷，其祸更甚。今将宜忌诸形症，辨晰于下。如禀气素实，汗不解，发热谵语，舌苔黄厚，渴而引饮，大便秘，小便赤，腹满拒按，手足心热，脉沉而实，此为阳邪入里，宜下之。虽二三日，若见上项诸症，亦宜下之。如调胃承气汤、四顺清凉饮之类，少少与之，贵在与病相值，恐多下亡阴也。不可拘于庸医"下不厌迟"之说，谬称稳当，必待至七日之后始下也。

如太阳证，表未罢，脉浮大恶寒者，此邪在表，虽十余日，亦不宜下。呕多者，不可下；太阳阳明合病，喘而胸满者，不可下；恶水者，不可下；禀赋虚者，不可下；逆厥者，不可下。

仲景先生云：日数虽多，但有表证而脉浮者，犹宜发汗。日数虽少，若有里证而脉沉者，即宜下之。此不可不知也。此外有因气虚阳脱而谵语者，乃大虚之症，当用参附之剂，不得认为实症而误下之也，慎之慎之。至于伤食停积，小儿虽间亦有之，然皆必由脾虚不运而致，经所谓"邪之所凑，其气必虚"者是矣。每见庸医肆行克伐，或遇表证，亦云有里，以致小儿外邪未解，里气已伤，往往变症蜂起而不可救，受此害者，不知凡几，殊堪痛恨。曾不知下者，下其邪耳，非饮食积滞之谓也。世人阴受此害者比比矣，故特表而出之，兼详实论。

【附方】

调胃承气汤

治太阳阳明，不恶寒，反恶热，大便秘结，日晡潮热凡阳明病有二证，在经者当解肌，入腑者当攻下。

大黄　芒硝　甘草各等分

上㕮咀，每用一二钱，量儿大小，水煎，消息服之。

四顺清凉饮

治大人、小儿血脉壅实，脏腑生热，面赤烦渴，睡卧不宁，大便秘结。

大黄　当归　芍药　甘草各等分

上㕮咀，量儿大小，每服一二钱，水煎服。

卷之五　寒论第五

小儿属寒之症，有外感，有内伤，有症变虚寒，三者不同，治法各异。假如内伤，必由脾土虚寒，或禀赋不足，或将护失宜，或乳哺不节，以致食不运化，而见清冷吐泻者。但察其面色萎黄，肢凉神倦，脉沉无力，安静不渴，此属阳虚生寒，宜五君子煎、理中汤主之。抑或能食之儿，过餐生冷，而见前项诸症者，亦理中汤主之。至若症变虚寒，则由元气素虚，五脏亏损，或因寒凉克伐，阳气受伤，而见面青唇黯，吐泻，手足并冷者，此属脾土虚寒，干姜理中汤主之。若面色皖白，吐泻腹痛，口鼻气冷者，属寒水侮土，益黄散主之。若更兼吃[①]逆，手足指冷，用六君子汤加炮姜、肉桂，如不应，急加附子。其次，或以病后，或以吐泻，或以误用药饵，或受风寒，而致气微神缓，昏睡露睛，痰鸣气促，惊跳搐搦，如俗所谓慢惊者，此属脾肾虚寒之候，宜温补之，详见辨惊风之误论。再其次，则脾肾虚寒之甚，以致吐泻不止者，宜附子理阴煎，或六味回阳饮，量儿大小与之。若但泄泻不止者，宜胃关煎主之。第吐泻之症，亦间有属热者，但当以手足寒温、脉象迟数、面色青赤、渴与不渴为辨。至如外感寒邪，则其病在表，宜详表论，兹不复赘。此外，则又有初生小儿，百日之内，觉口冷腹痛，身起寒粟，时发战栗，曲足握拳，昼夜啼哭不已，或口禁不开者，名曰胎寒。亦或生后昏昏多睡，间或哯[②]乳泻白，若不早

① 吃：据医理，疑当为“呕”。

② 哯（xiàn 现）：不作呕而吐，亦泛指呕吐。

治，必变虚寒败症。宜以冲和饮、当归散，合和水煨姜煎服之，使之微泄。泄行，进匀气散调补。泄止气匀，神安痛定，手足舒伸。次用参苓白术散以养胃气，白芍药汤去其寒湿。乳母宜节生冷饮食，庶易瘥也。又手足梢冷，唇面微青，额上汗出，不顾[①]乳食，至夜多啼，夜重日轻，腹痛肠鸣，泄泻清水，间有不泄，颇似前症，但无口冷寒战者，名曰脏寒。亦在百日之内有之，皆因临产在地稍久，冷气侵逼，或以凉水搀汤洗儿，或断脐带短而又结缚不紧，为寒气所伤。如此宜以白芍药汤及冲和饮，加盐炒茴香茱萸水姜煎，乳母同服。又胃中虚冷，面色皖白，腹痛不思食者，益黄散主之。若不下利，调中丸主之。大都小儿病症，虚寒者多。凡一见面色青白、肢冷神疲、脉沉无力、踡曲而卧、食少不渴、声音迟缓者，皆是虚寒之候，急宜温补。业幼科者，毋得狃[②]于俗见，谬谓小儿阳体多热，不敢温补，致多害事，宜深戒之。

【附方】

五君子煎

治脾胃虚寒，呕吐泄泻而兼湿者。

人参　白术炒　茯苓　干姜各等分　炙甘草减半

上㕮咀，水煎服。

理中汤

治太阴病，自利不渴，阴寒腹痛，短气咳嗽，霍乱呕吐，

① 顾：珍本医书集成本为“愿”，义胜。
② 狃（niǔ 扭）：拘泥。

饮食难化，胸膈噎塞，或疟疾瘴气瘟疫，中气虚损，久不能愈，或中虚生寒等证。

人参　白术炒　干姜炒　炙甘草各三两

上为末，每服二三钱，水煎温服。

益黄散

治脾胃虚寒又名补脾散。

陈橘皮一两　青橘皮　诃子肉　甘草各半两，剉炒　丁香二钱

上为细末，每服二钱，水一盏，煎至六分，食前温服。东垣先生云：阎孝忠编集《钱氏方》，以益黄散补土，又言风旺必克脾土，当先实其脾。昧者不审脾中寒热，一例用补脾药。又不审药中有丁香、青皮，辛热大泻肺金，脾虚之症，岂可反泻其子？惟寒水反来侮土，中寒呕吐，腹痛泻痢青白，口鼻中气冷，益黄散神治之药也。如因服热药巴豆之类，过剂损其脾胃，或因暑天伤热，积热损其脾胃而成吐泻，口鼻中气热而成慢惊者，不可服之。

六君子汤

治脾胃虚弱，饮食少思。或久患疟痢，或食饮难化，或呕吐吞酸，或咳嗽喘促。若虚火等证，须加炮姜，其功尤速。

人参　白术炒　茯苓各二钱　炙甘草　制半夏　陈皮各一钱

上姜枣水煎。

附子理阴煎

治真阴虚弱，胀满呕哕有物无声曰吐，有声无物曰哕，有物有声曰呕。痰饮恶心，吐泻腹痛，及命门火衰，阴中无阳等证。

熟地三五七钱，或一二两　当归二三钱，或五七钱　制附子一二三钱　炙甘草一二钱　干姜炒黄一二钱　或加肉桂一二钱

水二钟[1]，煎七八分热服此方系理阴煎加附子，故名附子理阴煎。其理阴煎功用甚宏，详见本书，兹未细录。

六味回阳饮

治阴阳将脱等症。

人参一二两或数钱　制附子二三钱　炮干姜二三钱　炙甘草一钱　熟地五钱或一两　当归身三钱，如泄泻者或血动者，以冬术易之，多多益善

水二钟，武火煎七八分温服。如肉振汗多者，加炙黄芪四五钱或一两，或冬白术三五钱。如泄泻者，加乌梅二枚，或北五味二十粒亦可。如阳虚上浮者，加茯苓二钱。如肝经郁滞者，加肉桂二三钱。

胃关煎

治脾肾虚寒作泻，或甚至久泻，腹痛不止，冷痢等症。

熟地三五钱或一两　山药炒，二钱　白扁豆炒，二钱　炙甘草一二钱　焦干姜一二三钱　吴茱萸制，五七分　白术炒，一二三钱

水二钟，煎七分，食远温服。泻甚者，加肉豆蔻一二钱，面炒用，或破故纸亦可。气虚势甚者，加人参随宜用。阳虚下脱不固者，加制附子一二三钱。腹痛甚者，加木香七八分，或加厚朴八分。滞痛不通者，加当归二三钱，滑脱不禁者，加乌梅二个，或北五味子二十粒。若肝邪侮脾者，加肉桂一二钱。

冲和饮

治感冒风寒，头疼发热，肩背拘急，恶心呕吐，腹痛膨胀，兼寒湿相搏，四肢拘急，冷气侵袭，腰足疼痛。

---

① 钟：通“盅”。下同。《孔丛子》卷四“儒服第十三”：“尧舜千钟”。

苍术米泔水浸一宿，去粗皮，剉片，炒微黄色，一两二钱　人参去芦　前胡去芦　桔梗炒，各五钱　枳壳去穰[1]，麸炒微黄色　麻黄去节　陈皮去白，各三钱　川芎　白芷　半夏汤洗七次，姜汁浸，晒干，炒　当归酒洗　薄桂去粗皮　赤茯苓去皮　白芍药各一钱半　干姜　厚朴去粗皮，姜汁浸一宿，慢火炒干，各二钱　甘草炙，七钱半

上剉，每服二钱，水一盏，姜二片，葱白一根，煎七分，无时温服。伤冷恶心呕吐，煨姜同煎。开胃进食，加枣子煎，空心温投。寒疝痛，入盐炒茱萸茴香同煎。

当归散

顺调气血，和解表里，爽利心腹，疏理百病，及治温热停积自痢，烦躁不宁。

当归去芦，酒洗　赤芍药各二两　甘草半生半炙，一两　大黄半生半泡，一两二钱　川芎　麻黄炙，各半两

上剉，每服二钱，水一盏，姜二片，煎七分，无时温服。

匀气散

主调补通利后及冷疝腹痛，气滞不和。

桔梗二两，锉炒　陈皮去白，一两　缩砂仁　茴香各半两　白姜二钱半，炮　粉草四钱，炙

上剉，焙为末，每服半钱或一钱，空心沸汤调服。冷疝腹痛，烧盐汤调下。

参苓白术散

主脾胃虚弱，饮食不进，多困少气，中满痞噫，呕，吐逆。

① 穰：通"瓤"。见《正字通》。

此药不寒不热，性味和平，常服调脾悦色，顺正去邪。

人参去芦　白茯苓去皮　粉草　白术炒　白扁豆炒，去壳　山药去黑皮　缩砂仁　薏苡仁　桔梗剉炒，九味各一两　莲子肉去心，一两二钱

上剉，焙为末，每服半钱或一二钱，用枣汤空心调服，或温米汤亦可。

白芍药汤

治冷疝腹痛及误汗误下，即坏证伤寒是也。并宜先服，次投对证之剂。

白芍药一两五钱　泽泻去粗皮，七钱半　甘草二钱，炙　薄桂去粗皮，一钱半

上㕮咀，每服二钱，水一盏，煎七分，空心温服。误汗误下加人参、南木香各二钱。脐下痛，入生姜及盐同煎，或加钩藤亦好。

调中丸

治脾胃虚寒吐泻。

人参　白术炒　甘草炙，各五钱　干姜炮，四钱

上为末，蜜丸绿豆大，每服二三十丸，白汤下。若肾水侮土而虚寒者，加半夏、茯苓、陈皮，或呕吐更加藿香，泄泻加木香。

卷之六　热论第六

小儿属热之症，脉必洪数而实，色赤作渴，烦躁饮冷，声音雄壮，二便秘结。然其中有属虚者，最宜明辨，不可不慎也。假如心热，则额间色赤，烦躁惊悸。若饮水，或叫哭者，属心经实热，宜泻心散以清心火。若色微赤，困卧惊悸，热渴饮汤，则属心经虚热，宜秘旨安神丸以生心血。肝热则左脸青赤，项强顿闷，目劄[1]瘛疭，此属肝经风热，宜柴胡清肝散主之。若色微赤，倏热咬牙，则属肝经虚热，宜地黄丸主之。肺热则右脸赤，或主风邪，气粗咳嗽发热，宜参苏饮或惺惺散主之。若饮水者，属肺经实热，宜泻白散主之。若色微赤，小便不利，乃脾肺燥热，不能化生肾水，宜黄芩清肺饮主之。若哽气出气，唇白气短，则属肺经虚热，宜五味异功散主之。脾热则鼻赤身热，饮水乳食如常，属脾胃实热，宜泻黄散清热理脾。若色微赤，身凉饮汤，乳食少思，则属脾经虚热，宜五味异功散补中健脾。肾热则颏间色赤，足不欲覆，若肾与膀胱气滞热结而小便不通者，宜五苓散主之。若色微赤，则属膀胱阳虚，阴无所化，宜六味地黄丸主之。至若吐泻二症，间有因于热者，亦宜详辨。

假如吐乳色黄，不能受纳，此属胃经有热，宜先用泻黄散，次用人参安胃散。然当验其手指，热则属胃热，若手指冷，则属胃寒矣，宜兼详寒论。至如因热而泻者，则必大便黄赤有沫，小便赤少，口干烦躁，宜四苓散主之。如更兼右腮色赤饮冷者，

① 目劄（zhá 眨）：眼睑频繁地眨动。

属胃经实热，宜泻黄散主之。若右腮微赤，喜热恶冷，则属胃经虚热矣，宜白术散主之。若右腮及额间俱赤，属心脾翕热，宜泻黄散加炒黑黄连。若左颊右腮俱赤，属肝火乘脾，宜四君子汤加柴胡。大抵泻症最伤元气，若热泻过甚，必变虚寒，宜兼参寒论。盖始病而热者，邪气胜则实也，终变为寒者，真气夺则虚也。久病而热者，内真寒而外假热也。久泻元气虚寒，急宜温补，不得误执热论。再如阳虚发躁，内实真寒，而外似热症者，如目赤作渴，身热恶衣，扬手掷足，欲投于水，但诊其脉，洪数无伦，重按无力，是为假热，宜急投参附之剂，引火归元。若误进清凉，入口必死，症之疑似，有如此者，医者可不慎欤。此外，如胎毒火丹、口疮重舌、衄血便血，以及疳热等症，虽亦云属热，然皆各有虚实之不同，是亦不可不明察之也。

【附方】

泻心散

治心经实热。

黄连

上为末，每服五分，临卧温水调下。

秘旨安神丸

治心血虚而睡中惊悸，或受惊吓而作。

人参　半夏制　酸枣仁炒　茯神各一钱　当归酒洗　橘红　赤芍药炒，各七分　五味子杵，五粒　甘草炙，三分

上为末，姜汁糊丸，芡实大，每服一丸，生姜汤下。

柴胡清肝散

治肝胆三焦风热怒火，或乍寒乍热，往来寒热发热，或头发疮毒等症。

柴胡一钱　黄芩炒，一钱　人参一钱　川芎一钱　山栀炒，一钱半　连翘五分　甘草五分　桔梗八分

上水煎服。

地黄丸

治肾肝血虚，燥热作渴，小便淋秘，痰气上壅。或风客淫气，患瘰疬结核；或四肢发搐，眼目瞤动；或咳嗽吐血，头目眩晕；或咽喉燥痛，口舌疮裂；或自汗盗汗，便血诸血；或禀赋不足，肢体瘦弱，解颅失音；或畏明下窜，五迟五软，肾疳肝疳；或早近女色，精血亏耗，五脏齐损。凡属肾肝诸虚不足之症，宜用此以滋化源，其功不可尽述。

熟地黄八钱，杵膏　山茱萸肉　干山药各四钱　泽泻　牡丹皮　白茯苓各三钱

上为末，入地黄膏，量加米，糊丸桐子大，每服数钱，量儿大小，温水空心化下。行迟、鹤膝，加鹿茸、牛膝、五加皮。

参苏饮

治感冒发热头痛，伤风咳嗽，伤寒呕吐，胸膈不快，痰饮凝结。

紫苏　前胡　陈皮　制半夏　干葛　茯苓　枳壳炒　桔梗　人参各三分　甘草一分

上为末，每用一二钱，姜枣水煎服。

泻白散

地骨皮　桑白皮炙、炒各一两　甘草炙，一钱

上为末，每服一二钱，入粳米百粒，水煎。

黄芩清肺饮

治肺热，小便不利，宜用此清之。

栀子　黄芩减半

上为末，每服一二钱，水煎，如不利，加盐豉二十粒。

五味异功散

治脾胃虚寒，饮食少思，呕吐，或久患咳嗽，虚浮气逆，腹满等症。

人参　白术炒　茯苓各等分　甘草炙　陈皮减半

上加姜枣，水煎服。

泻黄散

治脾热吐舌。

藿香叶　甘草各七分半　山栀一钱　石膏五分　防风二钱

上用蜜酒微炒为末，每服一二钱，水煎。

五苓散

治暑热烦躁，霍乱泄泻，小便不利而渴，淋涩作痛，下部湿热。

白术　猪苓　茯苓各七分半　肉桂五分　泽泻一钱二分

上为细末，每服一二钱，水煎。

人参安胃散

治脾胃虚弱，伤热乳食呕吐，泻痢。

人参一钱　黄芪二钱　生甘草　炙甘草各五分　白芍药酒炒，七分　白茯苓四分　陈皮三分　黄连炒，二分

上每服二三钱，水煎。

四苓散

即前五苓散去肉桂

白术散

治脾胃气虚，作渴饮汤。或因吐泻，津液亏损，烦渴引饮。或脾胃虚弱，腹胀泻渴，弄舌流涎，手足指冷，宜服之。和胃气，生津液。

人参　白术炒　藿香叶　木香　甘草　白茯苓各一两　干葛二两

上为末，每服二钱，水煎。

四君子汤

治脾胃虚弱，饮食少思，或大便不实，体瘦面黄，或胸膈虚痞，吞酸痰嗽，或脾胃虚弱，善患疟痢等症。

人参　白术炒　茯苓各二钱　甘草炙，一钱

上加姜枣，水煎服，或加粳米百粒。

惺惺散

方见表论

卷之七　虚论第七

小儿虚症，无论病之新久，邪之有无，但见面色青白，恍惚神疲，口鼻虚冷，嘘气怫郁，肢体倦怠软弱，喜热恶凉，泄泻多尿，或乍冷温，呕恶惊惕，上盛下泄，夜则虚汗，睡而露睛，屈体而卧，手足指冷，声音短怯，脉象缓弱虚细，是皆属虚之症，急宜温补脾胃为要，仍须分别以治之。如气虚者，四君子汤。血虚者，四物汤。气血俱虚者，八珍汤。气虚自汗者，四君子汤。血虚发躁者，当归补血汤。表虚者，宜固其气；里虚者，宜实其中。阳虚恶寒者，宜温分肉；阴虚发热者，宜滋肾肝。脾肺气虚者，四君子汤、五味异功散、补中益气汤。肝肾血虚者，六味丸、加味四物汤。汗后阴虚，阳无所附而热者，四物加参芪。汗后阳虚，阴无所附而热者，四君加芎归。久事表散，而身热不退者，阳气虚也，补中益气汤。过用攻下，而滑泄不禁者，脾肾虚也，六神散、胃关煎。又虚必生寒，宜详寒论。至于虚热，亦详见热论。此外虚症尚多，详见各条，宜并玩之。

【附方】

四物汤

治血虚营弱，一切血病，当以此为主。

熟地黄　当归各三钱　川芎一钱　白芍药二钱

水二钟，煎服。

八珍汤

治气血两虚，调和阴阳。

人参　白术　茯苓等分　炙甘草减半　熟地　当归等分　白芍减半　川芎倍减

水煎，或加姜、枣、粳米同煎。

当归补血汤

治血气损伤，或因误攻致虚，肌热口渴，目赤面红，脉大而虚，重按全无，及病因饥饱劳役者。

黄芪炙，一两　当归三钱

水一钟半，煎八分服。

补中益气汤

治劳倦伤脾，中气不足，清阳不升，外感不解，体倦食少，寒热疟痢，气虚不能摄血等症。

人参　黄芪炙　白术炒　甘草炙，各一钱五分　当归一钱　陈皮五分　升麻　柴胡各三分

上加姜枣，水煎，空心午前服。

加味四物汤

即前四物汤，加山栀、柴胡、丹皮

六神散

治面青啼哭，口出气冷，或泄泻不乳，腹痛曲腰，四肢厥冷。

人参　白术炒　山药炒，各五钱　白茯苓　白扁豆炒，各一两　甘草炙，二钱

上为末，每服二三钱，姜枣水煎。

四君子汤

方见热论

五味异功散

方见热论

六味丸

方见热论

胃关煎

方见寒论

卷之八　实论第八

小儿属实之症，惟表里食积，三者而已。盖表邪实者，必头项体痛，腰痛背强，壮热无汗，脉象浮紧有力，宜从表散。如在冬月，宜羌活冲和汤主之。若在春夏秋三时，则宜易简参苏饮或惺惺散之类主之。若兼倦怠昏睡，则属正不胜邪，宜四柴胡饮或五柴胡饮之类主之。里邪实者，必舌苔黄厚，口燥唇疮，作渴喜饮，大小便秘，腹痛拒按，声音洪壮，伸体而卧，睡不露睛，手足指热，脉象沉数有力，宜从攻下，如调胃承气汤或四顺清凉饮之类主之。若汗后身热不退，脉象弦洪数实，大便坚秘者，柴胡饮子。夫所谓实者，邪气实耳，非元气有余之谓也。医者临症之际，果属实邪，于应表应下之药皆当作小剂，少少与之，要在中病即止，不可过剂，务宜顾定元气，斯无孟浪偾事[①]之非。至于饮食停积，必寸口脉浮大，按之反涩，腹皮热，大便酸臭。然必由脾虚不运而致，于消导药中慎毋损及中气，宜多温中健脾之品，俾得自彊[②]不息之妙，如消乳丸、香橘饼、理中汤之类主之。若伤食甚而或兼厚味积热者，宜大安丸少少与之，俟食积稍消，仍当以五味异功散调补之。此外如目直大叫，项急烦闷，肝之实也，泻青丸、抑肝散主之。若筋急血燥，抽搐劲强，斜视目瞪，则属肝之虚矣，地黄丸主之。叫哭发热，饮水而搐，心之实也，导赤散、泻心汤主之。若惊惕不安，则属心之虚矣，秘旨安神丸主之。困睡身热，饮水，

① 偾（fèn 奋）事：败事。

② 彊（qiáng 强）：通“强”。《尚书》卷七：“身其康彊。”

脾之实也，泻黄散主之。若呕吐泄泻，不食痞满，倦卧，牙紧流涎，手足牵动，则属脾之虚矣，益黄散或六君子加炮姜、木香主之。闷乱喘促，饮水，肺之实也，泻白散主之。若气促多汗，则属肺之虚矣，四君子汤或五味异功散主之。肾无实，惟痘疮黑陷，为邪气实而肾则虚也，地黄丸主之。若二便不禁，津液枯槁，声瘖[①]目戴，肢体厥逆，肾虚极也，补中益气汤兼六味地黄丸主之。大抵小儿实症无多，若禀赋素虚，或病患已久，或过服克伐之剂，皆当作虚症施治，不得概以为实也，慎之慎之。

【附方】

羌活冲和汤

治四时不正之气，感冒风寒，憎寒壮热，头痛身痛，口渴，人人相似者，此方主之。薛氏云：治太阳无汗，发热头痛，恶汗脊强，脉浮紧，又治非时暴寒，人中之，头痛恶寒发热，宜此方治之，以代麻黄汤用，太阳经之神药也。

羌活　防风　苍术　白芷　川芎　生地　黄芩　甘草　细辛减半

上加姜枣，水煎，热服取汗。

四柴胡饮

治元气不足，或忍饥劳倦而外感风寒，或六脉紧数微细，正不胜邪等症，必须培助元气，兼之解散，庶可保全，宜此主

① 瘖（yīn 音）：通“喑”，不能言也。《墨子》卷二：“此譬犹瘖者而使为行人，聋者而使为乐师。”

之。若但知散邪，不顾根本，未有不元气先败者，慎之慎之。

柴胡一二三钱　甘草炙，一钱　生姜三五七片　当归二三钱，泻者少用　人参二三钱或五七钱，酌而用之

水二钟，煎七八分，温服，如胸膈滞闷，加陈皮一钱。

五柴胡饮

脾土为五脏之本，凡中气不足，而外邪有不散者，非此不可。此与四柴胡饮相表里，但四柴胡饮只调气分，此则兼培血气，以逐寒邪，尤切于时用者也。凡伤寒、疟疾、痘疮，皆所宜用。

柴胡一二三钱　当归二三钱　熟地三五钱　白术二三钱　白芍炒，用一钱五分　甘草炙，三钱　陈皮酌用或不必用

水一钟半，煎七分，食远热服，寒胜无火者，减芍药，加生姜三五七片，或炮干姜一二钱，或再加桂枝一二钱，则更妙。脾滞者，减白术。气虚者，加人参随宜。腰痛者，加杜仲。头痛者，加川芎，劳倦伤脾阳虚者，加升麻一钱。

柴胡饮子

解肌热蒸热积热，或汗后余热，脉洪实弦数，大便坚实者。

柴胡　人参各五分　黄芩　白芍各七分　当归一钱　甘草四分　大黄八分

上每服一二钱，水煎，按此方用药颇善，但大便如常者，勿得轻用大黄。

消乳丸

治呕吐，消乳食，脉沉者，伤食不化也。

香附炒　砂仁　陈皮　神曲炒　甘草炙　麦芽炒，等分

上为末，米糊丸，黍米大，每服二十丸，姜汤下。

香橘饼

治伤冷积泻。

木香　青皮各一钱　陈皮二钱半　厚朴　神曲炒　麦芽炒，各半两

上为末，蜜和为饼，每服一枚，米饮调下，病久及元气虚者勿用。

大安丸

治饮食酒积停滞，胸膈痞满腹胀。

神曲炒　陈皮　半夏制　茯苓各一两　山楂肉蒸晒，三两　连翘　萝卜子炒，各五钱　白术二两

上为末，粥丸绿豆大，量大小，每服一二十粒，米饮下。一方尚有炒麦芽一两，黄芪五钱。

泻青丸

治肝胆火，并小儿急惊发搐，眼赤睛疼。

龙胆草　当归　川芎　防风　羌活　山栀　大黄等分

上为末，炼蜜丸桐子大，量大小，每服十丸。

抑肝散

治肝经虚热发搐，或发热咬牙，或惊悸寒热，或木乘土而呕吐痰涎，腹胀少食，睡不安。

软柴胡　甘草各五分　川芎八分　当归　白术炒　茯苓　钩藤

勾[1]各一钱

上水煎，子母同服，以蜜丸，名抑青丸。

导赤散

治心火，及小肠热证，小便赤涩而渴。

生地　木通　生甘草各等分

上加竹叶二十片，水煎服。一方加人参、麦门冬。

易简参苏饮

方见表论

惺惺散

方见表论

调胃承气汤

方见里论

四顺清凉饮

方见里论

理中汤

方见寒论

五味异功散

方见热论

① 勾：通“钩”。宋·王禹偁《小畜集·月波楼咏怀》：“山形如八字，会合势相勾。”

地黄丸

方见热论

泻心汤

即泻心散，方见热论

秘旨安神丸

方见热论

泻黄散

方见热论

益黄散

方见寒论

六君子汤

方见寒论

泻白散

方见热论

四君子汤

方见热论

补中益气汤

方见虚论

卷之九　辨惊风之误论第九

小儿急慢惊风之说，古书不载，后人妄立名目，概用金石脑麝之品，贻害至今，杀人不知凡几。虽代有名哲，因世俗胶结既久，猝难更正，故著作之家，不得不仍以惊风二字目之矣。

夫小儿形气未充，易生恐怖，又何尝无惊吓之症。是凡骤闻异声，骤见异形，或跌扑叫呼，雷声鼓乐，鸡鸣犬吠，一切闻所未闻，见所未见，皆能致病，治法急宜收复神气为要，此即《内经》所谓大惊猝恐之症是也，但当以惊吓二字立名，不当以惊风二字目之矣。此立名之妄，其误一也。其次，亦有因惊吓而致肝心二脏，木火俱病者，用药但宜泻心平肝，其病自已。亦非金石脑麝所宜投，其误二也。至于慢惊，或因吐泻，或因病后，或因过服克伐之剂，或脾胃素虚，以致脏腑虚损已极，全属虚寒败症，急宜温补。无风可逐，无惊可疗，而名之曰慢惊，更属谬妄，其误三也。此外，如伤风发搐，伤食发搐，潮热发搐，将见痘疹发搐，太阳病变痉，以及天钓、内钓、痫症之类，皆有搐掣反张强直之状。世人不知，昧于分别，往往亦混作惊风施治，且或委之于无知妇人之手，致令无辜赤子，横遭夭折，其误四也。

今将以上各条，辨症论治之法，汇列于后，俾临症者有所指归，一洗从前陋习，庶几登赤子于寿域矣乎。

一大惊猝恐

小儿气怯神弱，猝见异形，猝闻异声，最伤心胆之气。《内经》云：大惊猝恐，则气血分离，阴阳破散，经络厥绝，脉道不通，阴阳相逆，经脉空虚，血气不次，乃失其常。又惊则气散，又恐伤肾，惊伤胆，其候则面青粪青，多烦多哭，睡卧惊惕，振动不宁，治法急宜收复神气为要，宜《秘旨》安神丸，或独参汤、茯神汤之类主之。若妄进金石脑麝之品，是犹落井而又下之以石矣。

一因惊吓而致肝心二脏木火俱病者

乳儿之母，嗜食肥甘，或酒后乳儿，或将护失宜，衣衾太暖，致令小儿邪热郁蒸，积于心而传于肝。盖心藏神而肝藏魂，猝被惊触，神魂恐怖，心肝之气亦伤。心虚则邪热得以乘之，肝虚则内风旋绕，以致夜卧不稳，或笑或哭，忽尔闷绝，目直上视，牙关紧急，口噤不开，手足搐掣，身热面赤，脉数引饮，口中气热，二便黄赤，或秘，搐而有力，为邪气实，宜导赤散。更加干地黄、防风、竹叶，连进三服。或兼辰砂抱龙丸，少少与之，用以导心经之邪热，息肝脏之虚风，其病即愈。倘肆用香散走窜或寒凉攻伐之剂，必变为虚寒败症，不治者多矣，宜兼详虚实二论。

一虚寒败症

凡小儿病后，或吐后泻后，或脾胃素虚，或误服药饵，或过服克伐之剂，或感受风寒。而致气微神缓，昏睡露睛，手足厥冷，身体或冷或热，或吐或泻，涎鸣气促，口鼻气冷，惊跳瘛疭，搐而无力，乍发乍静，面色淡白。或眉唇青赤，脉象沉迟散缓，或细数无神，此盖举世共诧为慢惊风者是也。殊不知病本于虚，脏腑亏损已极，无风可逐，无惊可疗，全属虚寒败症，不必尽由惊吓而致。盖脾虚不能摄涎，故津液妄泛而似痰，火虚则身寒，口中气冷，木虚故搐而无力，每见世医狃于陋习，辄作惊风施治，致令百无一救。此无他，良由前人立名之不慎，以致此耳。若更乞灵于无知妇人，则其死更速。盖斯时一点真气，已届半续半离之际，一经动摇，鲜有不随手而脱者。吁，可哀也。主治之法，急宜温补脾胃为要，如四君子汤、五味异功散，加当归、酸枣仁，东垣黄芪汤。若脾土虚寒甚者，六君子加炮姜、木香，不应者，急加附子。脾肾虚寒之甚，或吐泻不止者，附子理阴煎或六味回阳饮。若但泄泻不止者，胃关煎。若元气亏损已极而至昏愦者，急灸百会穴百会在头顶正中，取之之法，用线量前后发际及两耳尖，折中乃是穴也兼服金液丹。凡此贵在辨之于早，而急为温补之，始克有济。倘稍涉迟疑，则必致不救，慎之慎之。宜兼详虚论。

一伤风发搐

凡小儿身热脉浮，口中气热，呵欠顿闷，手足搐搦者，此因伤风而得之，宜大青膏或人参羌活散之类主之。若搐而肢体倦怠，口气不热，则属虚矣，宜异功散以补脾，钩藤饮以制肝，则搐自止矣。若月内小儿，搐而鼻塞，亦属风邪所伤，宜用葱白七茎，生姜一片，细擂摊纸上，合置大人掌中令热，急贴囟门案方书，顶中央旋毛中为百会，百会前一寸为前顶，百会前三寸即囟门，少顷即搐止而鼻亦利矣。寻常小儿伤风，亦可用之，愈后取去，仍当以绵胭脂一片，周遭以热面糊护之，以蔽大人口鼻之气为善。

一伤食发搐

凡小儿饮食过度，致伤脾胃，呕吐多睡，不思乳食，忽然而搐者，此因伤食得之，宜消食丸。若食既消而前症仍作，或见虚象者，此脾土伤而肝木乘之也，宜六君子加钩藤勾以健脾、平肝，慎勿肆用消导，而致变坏症也。

—潮热发搐

小儿潮热发搐，谓因潮热不已，血虚筋急而发搐也。所谓潮热者，谓时间发热，过时即退，来日依时而发，如江海之潮汐，而罔或愆期也。原其所自，由于因热而致搐，不由惊吓而致病。若妄作荒诞之惊风施治，则大误矣。主治之法，要不外乎虚实寒热四者而已。假如病因于肝，其候则身体壮热，目上视，手足动摇，口生热涎，颈项强急，当用地黄丸以补肾，泻青丸以治肝。若兼作渴饮冷，便结，属肝胆经虚热，用柴芍参苓散。若更兼自汗盗汗，属肝胆经血虚，用地黄丸。若口吻流涎，属肝木克脾土，用六君子汤主之。假如病因于心，其候则心惕，目上视，白睛赤，牙关紧急，口内涎生，或渴而饮水，手足动摇，当用导赤散以治心，地黄丸以补肝。若渴而饮汤，体倦不乳，属土虚木旺，用六君子、地黄丸主之。假如病因于肺，其候则不甚搐而喘，目微斜视，身热如火，睡露睛，手足冷，大便淡黄水，当用益黄散以补脾，泻青丸以治肝，导赤散以治心。若身体微热，属脾肺虚热，用异功散。若喘泻不食，手足逆冷，属脾肺虚寒，用六君子加炮姜、木香。若久病而元气虚者，用六君子、地黄丸主之。假如病因于肾，其候则不甚搐而卧不稳，身体温壮，目睛紧斜，喉中有痰，大便银褐色，乳食不消，多睡不省，当用益黄散以补脾，导赤散以治心。若吐泻不乳，厥冷多睡，属寒水侮土，用益黄散，不应者，用六君子加姜桂主之。大都治搐之法，皆当以固脾肺之气为先。盖土旺金生，则肝木有制，不来乘脾，其搐自止，治者审焉，宜兼详虚实二论。

—将见痘疹发搐

凡小儿于将见痘疹之时，必先发热，热甚则阴分受伤，或心移热于肝，以致风火相搏，而见手足搐搦、口眼歪斜者，亦常有之。经云：诸风掉眩，皆属于肝。又云：诸痛痒疮，皆属于心。盖心主热，热甚则肺经受克，不能制伏肝木，热则生风，风火相搏，神气不安，故惊惕而发搐也。苟或妄以惊药治之，则心寒而肌敛，毒必内陷，害可胜言哉。主治之法，当察其所属而调剂之。

如发热无汗，表邪甚而搐者，柴归饮或惺惺散之类主之。烦渴饮冷，里热甚而搐者，导赤散或辰砂六一散之类主之。肝胆热甚，大便秘结，烦躁而搐者，泻青丸主之。热甚见血而搐者，犀角地黄汤主之。风热既退，则痘随出而搐自止矣，然此皆治实之法。此外有因禀赋素虚，心脾不足而搐者，但当以面色青白、神气怯弱为辨，宜七福饮，或养心汤，或六气煎加枣仁主之。

—太阳病变痉

仲景先生云：身热足寒，头项强急，恶寒，时头热，面赤，目脉赤，独头面摇，卒口噤，背反张者，痉病也。发热无汗，反恶寒者，名刚痉；发热汗出，不恶寒者，名柔痉。又曰：太阳病，发汗过多，因致痉。小儿肌肤嫩薄，腠理不密，血液未充，易于感冒。往往初传太阳一经，便觉身强多汗，筋脉牵动，人事昏沉，是即变痉症也。良由热甚伤阴，汗多伤液，血气内虚，筋失所养，以致此耳。主治之法，若初病便痉，表邪未解，阴虚无汗身热者，宜人参羌活散，或三柴胡饮，或四柴胡饮之类主之。若因汗出太多，或过事表散，阳气虚甚者，宜参附汤、参归汤、人参建中汤之类主之。若汗出兼火，脉见洪滑，证见烦躁，或痰热甚者，用丹溪人参竹沥之法主之。若身微热，脉不紧数，此表邪已随汗解，不必再用发散，只宜专顾正气为要，宜五福饮之类主之。若大虚而脉见沉细阴胜者，宜大营煎、大补元煎、十全大补汤之类主之。其次，有以误下伤阴，或泄泻过度，或湿症误汗，或疮家误汗，或亡血过多，或妇人产后，或伤暑，或中风之类，种种不一，皆能致痉。奈何世医不明此理，以小儿太阳初病变痉，而谬名之曰急惊风。以汗下过度，神气微弱，口开眼张，而名之曰慢惊风。以妇人产后，血虚发痉，而名之曰产后惊风。以损伤亡血过多变痉，而名之曰破伤风。以暑伤正气，汗多厥逆，而名之曰暑惊风。以及体虚非风之类，不知皆属极虚之症，动以惊风为名，辄投开关镇坠之品，致使真气益虚，邪反内陷，死亡相继，何生民之不幸，若此其甚也。业幼科者，毋得以头摇口噤、反张搐搦，便妄作惊风施治，以致误人不救也。

—天钓内钓

天钓之状，发时头目仰视，惊悸壮热，两目反张，泪出不流，手足搐掣，不时悲笑，如鬼祟所附，甚者爪甲皆青。由乳母厚味积热，贻儿为患，或外感风邪所致，宜内服钩藤饮，外用双金散吹鼻。至于内钓，其状则腹痛多喘，唇黑囊肿，伛偻反张，眼尾赤色。或内脏抽掣，作痛狂叫，或泄泻缩脚，亦由乳母起居不慎，或为寒气所乘而致。宜钩藤饮、五味异功散，加干姜、木香，甚者宜加肉桂，进乳食者可治。若因乳母郁怒伤肝，宜兼治其母，宜用逍遥散加熟地，或加味归脾汤，俱加漏芦，子母同服。

—痫症

小儿痫症，多因禀受先天不足，或因妊母七情所伤，传儿为患。发之之状，其候则神气怫郁，眼瞪面目牵引，口噤涎流，肚腹膨胀，手足搐掣，或项背反张，或腰脊强直，或仆地作声，醒时吐沫。但当以四体柔弱，发而时醒者，是即痫症也。第五脏不同，治法各异，阴阳有别，难易殊途，宜详言之。假如面赤目瞪，吐舌啮唇，心烦气短，其声如羊者，此心痫也，宜养心汤、妙香散主之。假如面青唇青，两眼上窜，手足挛掣反折，其声如犬者，此肝痫也，宜地黄丸主之。若搐而有力，宜柴胡清肝散主之。假如面黑目振，口吐涎沫，形体如尸，其声如猪者，此肾痫也，宜地黄丸大剂煎汤主之。假如面如枯骨，目白反视，惊跳反折，摇头吐沫，其声如鸡者，此肺痫也，宜补肺散主之。若面色萎黄，土不生金也，宜异功散主之。若面赤色，阴火上冲于肺也，宜地黄丸主之。假如面色萎黄，目直腹满，四肢不收，其声如牛者，此脾痫也，宜异功散主之。若面青泻利，饮食少思，木来乘土也，宜六君子加木香、柴胡主之。以上五脏所属，主治之大法也。至若阴阳难易，则以发热，抽掣仰卧，面色光泽，脉浮者为阳，易治。若身冷，不搐，覆卧，面色黯黑，脉沉者为阴，难治。要皆元气不足之症也，通宜用紫河车研膏，加人参当归末，糯米粥糊丸，多服取愈。若妄用祛风化痰克伐之剂，或初发时，误作惊风施治者，必死。大凡小儿，平日宜察其耳后高骨间，若有青脉纹者，宜即抓破出血，可免斯患。此外又有因汗出当风，或脱换衣服，风邪乘虚暗袭，致见目青面红，迷闷搐掣，涎潮屈指，如计数者，名曰风痫。宜先用消风丸少少与之，继即用补中益气汤，兼六味地黄丸，或八珍汤之类主之，兼宜服紫河车丸。又有因伤食过甚，以致嗳吐酸气、发搐、大便酸臭者，名曰食痫，即俗所谓食厥者是也。宜详伤食发搐条，兹不再赘。

上凡十条，其候虽各有不同，而其搐搦之状，似与世之所谓惊风者相仿佛。其实病各不同，主治亦互异，真不啻有霄壤之别、冰炭之分焉。究其相沿，概谓惊风之说，由于不细心探讨前人之书，但概谓之惊风，则其法为较通俗而易耳。殊不知此门一开，遂令天下业幼科者，只抱数方，便为神术，或更独标其名曰惊科，大可叹也。吾今而立是说，非发前人所未发，实启后来之大觉耳，吾于操缦[①]者，有厚望焉。

【附方】

独参汤

治诸气虚气脱，及反胃、呕吐、喘促，粥汤入胃即吐，凡诸虚症垂危者。

人参二两，如无力之家，以上好党参代之

用水一升，煮取四合，乘热顿服，日再进之，兼以人参煮粥食之，尤妙。

茯神汤

治胆气虚寒，头痛目眩，心神恐惧，或是惊痫。

人参　黄芪炒　枣仁炒　熟地　白芍炒　柏子仁炒　五味子　茯神各一两　桂心　甘草炒，各五钱

上为末，每服二三钱，水煎。

---

① 操缦：本指操弄琴弦，此处引申为对儿科学界有影响力者。

辰砂抱龙丸

此药利惊疏风，豁痰清热，并治伤寒伤风，咳嗽生痰，喘急昏沉发热，鼻流清涕。或风暑热症，睡中惊掣，痧疹瘢疮，胎风胎惊胎热等症，邪气实者。

天竺黄四钱，须要嫩白者 牛胆星一两 朱砂四钱，一半为衣 天麻五钱 雄黄秋冬三钱，春减半，夏二钱 麝香三分，痘疹中不用 防风三钱 甘草三钱

上为细末，蜜丸芡实大，雪水糊丸尤佳，姜汤或薄荷汤磨服，痘疹时行，加天花粉四钱，同药糊丸。

东垣黄芪汤

治惊论，外物惊，宜镇心，以黄连安神丸。若气动所惊，宜寒水石安神丸，大忌防风丸。治风，辛温之药必杀人，何也？辛散浮温热者，火也，能令母实，助风之气盛，皆杀人也。因惊而泄青色，先镇肝以朱砂之类，勿用寒凉之气，大禁凉惊丸。风木旺，必克脾胃，当先实其土，后泻其木。阎孝忠编集钱氏方，以益黄补土，误矣。其药有丁香，辛热助火，火旺土愈虚矣。青橘皮泻肺金，丁香辛热，大泻肺与大肠，脾实当泻子，今脾胃虚，反更泻子而助火，重虚其土，杀人无疑矣。其风木旺证，右关脉洪大，掌中热，腹皮热，岂可以助火泻金。如寒水来乘脾土，其病呕吐腹痛，泻痢青白，益黄散圣药也。今立一方①，先泻火补金，大补其土，是为神治之法。

黄芪二钱 人参一钱 甘草炙，五分

上㕮咀，作一服，水一大盏，煎至半盏，去渣，食远服。

---

① 今立一方：非作者新立，方出《兰室秘藏》。

加白芍药尤妙。此三味，皆甘温能补元气，甘能泻火，《内经》云：热淫于内，以甘泻之，以酸收之。白芍药酸寒，寒能泻火，酸味能泻肝而大补肺金，所补得金土之位大旺，火虚风木何由而来克土，然后泻风之邪。

金液丹

旧方主病甚多，大抵治气羸。凡久疾虚困，久吐利不差[1]，老人脏秘，伤寒脉微，阴厥之类，皆气羸所致，服此多瘥。大人数十丸至百丸，小儿以意裁度多少，皆粥饮下，羸甚者化灌下。小儿久吐利垂困，药乳皆不入，委顿待尽者，并与数十丸，往往自死得生，少与即无益。尝亲见小儿吐利已极，已气绝弃诸地，知其不救，试漫与之，复活者数人。

硫黄十两

上取精莹者，研碎入罐子，及八分为度，不可满。外用益母草，同井泥捣，固济罐外约厚半寸，置平地以瓦片覆罐口，四面炭五斤拥定，以熟火一斤自上燃之。候罐子九分赤，口缝有碧烟，急退火，以润灰三斗覆至冷，剖罐取药。削去沉底滓浊，准前再煅，通五煅为足急用可三煅止。药如熟鸡卵气，取并罐埋润地一夜。又以水煮半日，取药，柳木槌研细，滴水候扬之无滓，更研令干。每药一两，用蒸饼一两汤，释化同捣，丸之，曝干，密贮听用。

大青膏

治伤风痰热发搐。

① 差（chài）：通“瘥”，病愈。《三国志·华佗传》：“故督邮顿子献得病已差，诣佗视脉。”

天麻　青黛各一钱　白附子煨　乌蛇酒浸，取肉焙　蝎尾各五分　天竺黄　麝香各一字，案：古法用一字者，以药堆满钱上之一字也，用二字者同，亦有只用半字者

上为末，生蜜丸豆大，每用半粒，薄荷汤化下。

人参羌活散

治伤风惊热。

人参　羌活　川芎　白茯苓　柴胡　前胡　独活　桔梗　枳壳　地骨皮　天麻等分　甘草炙，减半

上用生姜薄荷水煎，治惊热加蝉蜕。

钩藤饮

治天钓潮热。

钩藤　人参　犀角屑各半两　全蝎　天麻各二分　甘草半分

上为末，每服一钱，水煎。

消食丸

治乳食过多，胃气不能消化。

砂仁　陈皮　神曲炒　麦芽炒　三棱　蓬术各半两　香附炒，一两

上为末，神曲糊丸麻子大，量儿大小，每服数分，白汤送下。

柴芍参苓散

治肝胆经分，患天泡等疮，或热毒瘰疬之类。

柴胡　白芍　人参　白术炒　茯苓　陈皮　当归各五分　丹皮　山栀炒　甘草各三分

上每服二钱，水煎。

柴归饮

治痘疮初起，发热未退，无论是痘是邪，疑似之间，均宜用此平和养营之剂，以为先着，有毒者可托，有邪者可散，实者不致助邪，虚者不致损气，凡阳明实热邪盛者，宜升麻葛根汤，如无实邪，则悉宜用此，增减主之。

当归二三钱　白芍或生或炒，一钱五分　柴胡一钱，或一钱半　荆芥穗一钱　甘草炙，七分，或一钱

水一钟半煎服，或加生姜三片。血热者加生地，阴虚者加熟地，气虚脉弱者加人参，虚寒者加炮姜、肉桂，火盛者加黄芩，热渴者加干葛，腹痛者加木香、砂仁，呕恶者加炮姜、陈皮。若治麻疹，或以荆芥易干葛，阴寒盛而邪不能解者，加麻黄、桂枝。

辰砂六一散

解烦热，止渴，利小水。

粉甘草一两　桂府滑石①飞，六两　朱砂三钱

上为极细末，量儿大小，每服一二三钱，开水调下。

犀角地黄汤

治劳心动火，热入血室，吐血衄血，发狂发黄，及小儿疮痘血热等症。

生地四钱　白芍　丹皮　犀角镑，各一钱五分，如欲取汗退热必

① 桂府滑石：《本草纲目》载，山东蓬莱县桂府村所出者亦佳，故医方有桂府滑石，与桂林者同称也。

用尖，生磨搀入，和服方妙

上水一钟半，煎八分服。或入桃仁去皮尖七粒，同煎，以治血症。

七福饮

治气血俱虚，而心脾为甚者。

人参随宜　熟地随宜　当归二三钱　白术炒，一钱五分　甘草炙，一钱　枣仁二钱　远志炙，三五分

上水二钟，煎七分，食远温服，或加生姜三五片。

养心汤

治心血虚怯，惊痫或惊悸怔忡，盗汗无寐，发热烦躁。

人参　黄芪　远志　当归　川芎　枣仁　五味子　肉桂　柏子仁　白茯苓　茯神　半夏曲各三钱　甘草炙，四钱

上每服二三钱，姜枣水煎。

六气煎

治痘疮气虚，痒塌倒陷，寒战咬牙，并治男妇阳气虚寒等症。

黄芪炙　肉桂　人参　白术炒　当归　甘草炙

上分量随宜，水煎，加减照六物煎法，详见“痘论”六物煎下。

三柴胡饮

凡素禀阴分不足，或肝经血少而偶感风寒者，或感邪不深，可兼补而散者。或病后产后感冒，有不得不从解散，而血气虚弱，不能外达者，宜此主之。

柴胡二三钱　白芍一钱半　甘草炙，一钱　陈皮一钱　生姜三五片　当归二钱

上水一钟半，煎七分温服，如微寒咳呕者，加半夏一二钱，溏泄者，以当归易熟地。

参附汤

治真阳不足，上气喘急，呃逆自利，脐腹疼痛，手足厥冷，呕恶不食，自汗盗汗，气短头晕等症。

人参　制附子须参倍于附，或等分不拘，五钱或一两酌宜

姜水煎服。

参归汤

治心虚血热，自汗盗汗一名团参散，一名人参汤。

人参　当归等分

上为末，每服二钱，用雄猪心一个，切三片，以一片煎汤调服。

人参建中汤

治虚劳自汗。

甘草炙　桂枝　生姜各三两　大枣十二枚　白芍六两　胶饴一升，即麦芽糖　人参二两

上水七升，煮取三升去渣，入胶饴，更上微火消解，温服一升，日三服此汉时分量，权量与今时不同，酌宜用之可也，呕家不可用建中汤，以甜故也。

丹溪人参竹沥之法

丹溪云：痉比痫为虚，宜带补，多是气虚，有火兼痰，用人参、竹沥治之，不用兼风药。

人参　竹沥

上将人参煎汤，入竹沥和服。

五福饮

凡五脏气血亏损者，此能兼治之，足称王道之最。

人参主心　熟地主肾，俱随宜用　当归主肝，二三钱　白术主肺，炒一钱半　甘草主脾，炙，一钱

水二钟，煎七分温服，或加生姜三五片。凡治气血俱虚等证，以此为主。或宜温者加姜附，宜散者加升麻柴葛，左右逢源，无不可也。

大营煎

治真阴精血亏损及妇人经迟血少，腰膝筋骨疼痛，或气血虚寒、心腹疼痛等症。

当归二三钱，或五钱　熟地三五七钱　枸杞二钱　甘草炙，一二钱　杜仲二钱　牛膝一钱五分　肉桂一二钱

水二钟，煎七分，食远温服。如寒滞在经，气血不能流通，筋骨疼痛之甚者，必加制附子一二钱方效。如带浊腹痛者，加破故纸一钱炒用。如气虚者，加人参、白术，中气虚寒呕恶者，加炒焦干姜一二钱。

大补元煎

治男妇气血大坏，精神失守，危剧等症。此回天赞化，救本培元，第一要方。

人参补气补阳以此为主，少则用一二钱，多则用一二两　熟地补精补阴以此为主，少则用二三钱，多则用二三两　山药炒二钱　杜仲二钱　当归二三钱，若泄泻者去之　山萸一钱，如畏酸吞酸者去之　枸杞二三钱

甘草炙，一二钱

水二钟，煎七分，食远温服。如元阳不足多寒者，加附子、肉桂、炮姜之类，随宜用之。如气分偏虚者，加黄芪、白术，如胃口多滞者不必加。如血滞者加川芎，去山萸。如滑泄者，加五味、破故纸之属。

十全大补汤

治气血俱虚，恶寒发热，自汗盗汗，肢体困倦，眩晕惊悸，晡热作渴，遗精白浊，二便见血，小便短少，便泄闭结，喘咳下坠等症。

人参　白术炒　茯苓　甘草炙，减半　熟地黄　当归　白芍药减半　川芎照芍药更减一半　黄芪炙　肉桂钱许

上水煎温服。

双金散

治天钓，目久不下。

蜈蚣一个，去头足尾，用真酥涂抹，慢火炙黄，置砧子上，面南立，用竹刀子当脊缝中亭，利[①]作两半个。左边者，入一贴子内，写左字；右边者，亦入一贴子内，写右字。不得交错，错即大误矣，慎之！慎之　麝香一钱，细研，先将左边者同于乳钵内，研作细末，却入在左字贴内收起。别用乳钵，将右边字者，入麝香同研极细，却入右字贴内收，不得相犯

每有病者，眼睛钓上，只见白睛，兼角弓反张，更不能出声者。用细苇筒子，取左字贴内药少许，吹在左边鼻里，右亦如之，用药不可多。若眼未全下，更添些少，以意量度，其眼随手便下即止。

① 利：疑当作“剖”。

逍遥散

治肝脾血虚，及郁怒伤肝、少血目暗、发热胁痛等症。

当归　白芍　白术炒　茯苓　甘草炙　柴胡各等分

上加煨姜、薄荷少许，水煎。

加味归脾汤

治脾经血虚发热等症。

人参　黄芪炙　白术炒　茯苓　枣仁各二钱　远志　当归各一钱　木香　甘草炙，各五分　柴胡　山栀各一钱

水二钟，加圆眼肉七枚，煎七分温服。

妙香散

治心气不足，惊痫。或精神恍惚、虚烦少寐、盗汗等症。

辰砂三钱　麝香一钱　木香煨，二钱五分　茯苓　山药　茯神　远志　黄芪炙，各一两　桔梗　甘草　人参各五钱

上为极细末，每服一钱，温酒或白汤调服。

补肺散

治肺虚，恶心喘急，久患咳嗽有痰。

阿胶一两五钱，炒　鼠粘子炒　马兜铃各五钱　杏仁七粒　糯米一两　甘草三钱

上每服二三钱，水煎。

紫河车丸

治癫痫。

紫河车肥大者一具　人参　当归二味酌用，为末

上将河车生研烂，入二药，加糯米粥少许捣，丸桐子大，

每服五七十丸，日进三服，人乳化下。凡先天不足、后天亏败者，俱可随宜增用药物，照此制服，无不可也。或将河车用酒炖[①]熟亦佳。

消风丸

治风痫，先宜此药。

胆星二钱　羌活　独活　防风　天麻　人参　荆芥　川芎　细辛各一钱

上为末，蜜丸桐子大，每服二丸，薄荷紫苏汤调化下。

秘旨安神丸

方见热论

导赤散

方见实论

四君子汤

方见热论

五味异功散

方见热论

六君子汤

方见寒论

附子理阴煎

方见寒论

六味回阳饮

方见寒论

---

① 炖：原作"顿"，据文义改。清末上海千顷堂书局刻本作"燉"。

胃关煎

方见寒论

异功散

即五味异功散，方见热论

地黄丸

方见热论

泻青丸

方见实论

益黄散

方见寒论

惺惺散

方见表论

四柴胡饮

方见实论

柴胡清肝散

方见热论

补中益气汤

方见虚论

八珍汤

方见虚论

卷之十　不可饿论第十

《内经》云：人之所受气者，谷也；谷之所注者，胃也；胃者，水谷气血之海也。又曰：人以水谷为本，故人绝水谷则死。又曰：人受气于谷，谷入于胃，以传于肺，五脏六腑，皆以受气。又曰：真气者，所受于天，与谷气并而充[1]身也。又曰：谷不入，半日则气衰，一日则气少矣。又曰：营气之道，纳谷为实。又曰：脾者，仓廪之官，胃者，水谷之海，六腑之大源也。又曰：五脏皆禀气于胃，胃者，五脏之本也。又曰：有胃气则生，无胃气则死。李士材曰：婴儿既生，一日不再食则饥，七日不食，则肠胃涸绝而死。经云：安谷则昌，绝谷则亡。犹兵家之饷道也，饷道一绝，万众立散。胃气一败，百药难施，一有此身，必资谷气。顾饮食之于人，不綦重[2]欤！岂知近日医流，毋论大人小儿，凡遇发热，不分表里虚实，便一概禁绝其饮食，而惟扬属为尤甚，至有饿不死伤寒之说。愚夫愚妇，习焉不察，至死不悟。嗟乎！胃气者，元气也。饮食者，人之所赖以生者也。人非饮食，何以生乎？且夫风寒外感，未曾传里之时，其邪在表，里本无病，其人自能食。若表不解，邪传入里，其人自不能食。方其在表能食之时，医者妄绝其饮食，是先绝其胃气也。胃气一伤，则诸脏无所禀气而皆伤矣。诸脏之气皆伤，则正不胜邪，正不胜邪，则无以捍御外侮，势必邪气乘虚内陷，而直入堂奥矣。若曰风寒宜饿，试问

① 充：原作“克”，据《内经》改。

② 綦（qí 其）重：极重。

仲景先生《伤寒论》第一条风伤卫，服桂枝汤后，令人歠[①]热稀粥一升余，以助药力。谷气内充[②]，则邪不能入。且俾胃中阳气鼓动，邪自作汗而解者，为何说也。况汗生于阴，非饮食无以生阴长阳。所宜禁者，生冷黏滑，肉面五辛，酒酪臭恶等物耳。此或因从前病家，不耐甘淡，仍食黏滑肉面之物，医者不免有勿多食之戒。愚者闻之，错会其说，遂至承讹袭谬，诒[③]害至今，杀人无已。在大人或可自知饥甚难支，犹可追呼索食。在小儿则口不能言，任人布置，势必轻病变重，辗转呻吟，不至饿死不止，伤心惨目，莫此为甚。间有愈者，亦必羸弱不堪，致使壮者怯而弱者夭。孙真人云：小儿有病，宜单乳不哺，足可证今人清饿之谬。历览名家所著之书，亦从未有饿之一字。盖人之既长，全资谷气以为生；婴孺之时，必赖乳饮以为命。吾今与医家、病家约，凡于外感之症，毋论大人、小儿，若其能食者，不必禁其食。不能食者，当思所以食之。要之能食之病，其病必不死，虽弗药可也。不能食之病，除伤食、恶食外，医者务求其所以而治之，俾其能食，则其病亦自愈。有志于生命者，慎毋以习俗相沿，亦蹈饿人之弊也，吾特于此谆谆而详戒之。

① 歠（chuò 辍）：通“啜”。饮、喝。

② 充：原作“克”，据文义改。

③ 诒（yí 移）：通“贻”。流传、遗留。《左传·昭六年》：“叔向使诒子产书。”

卷之十一　治痘论第十一

痘疮一证，由先天伏毒，触后天时行之气而后发。在上古，民物贞淳，并无所谓痘疮之说。至于后世，乃至人人不免，为婴儿生死一大关头。虽曰天地之气运使然，要亦人事之不古耳。其候有三：曰顺、险、逆；辨之有四：曰寒、热、虚、实。盖顺症可不必治自愈，逆症难治难愈，所宜治者，惟险症而已。所谓险症者，或由天时不正，或因禀赋素虚，或兼外感，或挟内伤，或将护失宜，或服药谬妄，率皆人事之不齐，非痘疮之自为险逆也。尝见近日幼科，动称火毒，大黄、石膏之属，率意轻投，致使脾肾生气大伤，势必毒气乘虚内陷，冤乎！冤乎！此非医为之乎！且夫痘疮见点之后，毒气悉已发越在表，最忌攻里。前人戒妄汗妄下，已不胜谆切详尽，何后人之懵懵也。主治之法，辨列于后，宜详观之。然欲无险逆而求万全，莫如种痘。附种痘说。

表虚见证主治之法

表虚之状，初发热时，其热必微，或恶寒，身振振摇动，如疟之状，宜柴葛桂枝汤加黄芪主之。或寒热往来，四肢厥冷，面色青白，或多汗恶风，或怠惰嗜卧，脉必浮细而弱，宜温中益气汤、参芪内托散或十宣散之类主之。若初见点便作痒者，宜六气煎加川芎、白芷、防风、荆芥，或十宣散之类主之。若表虚不能约束毒气，以致一齐涌出，颗粒细碎者，实表解毒汤主之。若表虚无力托送，以致痘出不快者，实表解毒汤、十宣散、保元汤之类主之。若已见齐，而痘色灰白，顶陷，或伏陷，或不起发，不光泽，或色嫩皮薄，或痒塌，或如水泡，或摸不碍手，或根窠不红，或倒靥，或不能结痂者，脉必细数无力，悉是表虚之候，宜保元汤、十全大补汤、六气煎之类主之。若已成浆，不因吐泻，而忽见寒战者，表虚甚也，养卫化毒汤主之。

表实见证主治之法

表实之状，初热之时，壮热无汗，恶寒头疼身痛，脉浮紧数，如在冬月寒胜之时，宜人参败毒散主之。如时令暄热，宜升麻葛根汤主之。如不寒不热，天气温和之时，宜柴归饮主之。然此皆为表实者宜之。设或禀赋素虚，或表邪不甚，或肢体潮润，或已见点，虽升麻葛根汤亦不宜用，矧[①]败毒散乎！倘误表之，必致溃烂之变。其次，若面赤唇紫，眼红鼻塞，皮焦肤赤，手足热甚者，宜搜毒煎，或加柴胡，或柴归饮主之。若已见点，而痘色红紫，焮肿疼痛，或皮厚而硬，或痈肿癍疔，脉见浮洪滑实，里气亦实者，四味消毒饮、鼠粘子汤之类主之。若已见点，而身热不退者，宜滋营气，芎归汤主之，不得肆用表散。盖妄汗能致癍烂也，慎之！慎之！若已见点，而偶为风寒所感，痘出不快，身热加增者，此又宜微表之也，柴归饮主之。

表寒见证主治之法

表寒之状，不起发，不红活，根窠淡白，宜保元汤、六物煎、参芪内托散之类，少加酒同煎主之。若已起发而身凉，痒塌倒陷干枯者，宜保元汤、六气煎、十全大补汤之类作大剂，

---

① 矧（shěn 沈）：况且。

亦少加酒煎主之。不应者，加鹿茸、附子。

表热见证主治之法

表热之状，肌肤大热，气粗喘满，烦躁狂言，宜羌活散郁汤、柴归饮之类主之。若身外热甚，而唇润不渴，目无赤脉，大小便调，身虽大热，但熇熇[①]然，柴归饮主之。若已出，而根窠红紫，宜四物汤、凉血养营煎之类主之。若已见点，而顶赤发瘢，凉血养营煎、犀角散之类主之。若头面红肿，紫黑焦枯，紫草快瘢汤、凉血养营煎、六味地黄汤之类主之。若夹瘢夹疹，眼红唇裂，凉血养营煎主之。

里虚见证主治之法

里虚之状，或因先病吐泻，或因误服寒凉之剂，或痘疮已出未出之间，而为吐泻呕恶，精神倦怠，喜热饮食者，宜六君子汤、五君子煎、理中汤、参姜饮之类主之。若少食，或不思食，或食亦不化，此脾胃之气虚也，宜五味异功散、四君子汤之类主之。若二便清利，或溏泄不渴，或气促声微，或神昏多睡，或腹膨嗳气，吞酸，脉见弱而无力者，宜人参理中汤、保元汤、六气煎之类主之。若痘未出，发热之初，而见吐泻一二次即止者，其痘出必轻，不必治之，此又不可不知也。要之痘疮全赖里气完固，若里气虚损，则生机息矣。喜用石膏、大黄者，吾诚不知其为何心也。

里实见证主治之法

里实之状，二便秘结，胸膈胀满，作渴喜冷，或唇燥咽干，口疮舌黑，脉见沉数有力，痘形未见之时，宜微下之，四顺清

---

① 熇（hè 赫）熇：炽热貌。

凉饮、当归丸之类少少与之。若肢体热甚，柴胡饮子。若烦躁惊狂，声高谵语，脉见洪滑者，辰砂六一散、退火丹、导赤散之类主之。若痘已隐隐见于皮肤之间，此痘已发越在表，若里症果急，宜微通其二便，断不可过用攻里之剂也。若妄下之，必致里虚而变内陷矣，慎之！慎之！要之近日属实之症不多，若妄用之，则大误矣。且痘疮最喜里气完实，自必能食，虽兼他症，以末治之可也。

里寒见证主治之法

里寒之状，大小便利，面青目白。或因脏腑素虚，或因误服凉药，而见疮白神倦，吐泻呕恶，气促肢冷。或腹胀腹痛，以致痘出不快，或已出而陷伏倒靥者。宜六气煎、九味异功煎、十二味异功散之类主之。若已见齐，或行浆之际，为凉药所误，以致吐泻寒战咬牙者，木香散、十二味异功散之类主之。然此二方，温则有余，补则不足，不若用九味异功煎为最妙。若因误食生冷，而致腹胀腹痛，或吐泻者，理中汤加肉桂、木香，或四君子加干姜、木香之类主之。若胃气虚寒，腹痛喜按者，黄芪建中汤主之。若脾肾虚寒，小腹作痛，泻利不止者，胃关煎主之。大抵里寒之症，必由误服寒冷攻伐之剂所致。奈何近日幼科，胸中毫无的确明见，粗浅浮躁，肆用寒凉，致令小儿阳气受伤，里虚变逆，死者多矣。深堪哀悯，有人心者，其亦知所以自省矣。

里热见证主治之法

里热之状[①]，烦躁狂言，口干大渴，内热自汗，小便赤涩，大便秘结，脉见沉数有力，宜退火丹、四顺清凉饮之类主之。若衄血，玄参地黄汤加陈墨汁主之。溺血，大分清饮主之。若已出未出之际，衄血或溺血者，并宜犀角地黄汤主之。血止后，即宜用调元汤主之，或少加木通。若初见发热，便觉大渴，唇焦舌燥者，宜葛根解毒汤主之。若火迫庚金而协热作泻者，必其脉见洪数，身有大热，口有大渴，喜冷恶热，烦躁多汗，中满气粗，痘色焮肿红紫，口鼻热赤，小水涩痛，禀赋素实者，宜黄芩汤主之。然此症不多，断不可以此汤误治虚寒泄泻也，慎之！慎之！又或已未见点之时，咽肿喉痛者，甘桔汤加牛蒡主之。若已见齐，起胀灌浆之时，而见喉痛者，此因喉内有痘作痛，收靥时自愈，不必治之。若痘已出齐，而脾肺有热，作渴喜冷者，宜人参麦门冬散主之。若痘出而夹瘢夹疹，烦躁大渴，妄言妄见，双解散主之。以上皆当与各条参看，果属里热，始无贻误，倘稍涉疑似，则害人不浅矣，慎之！慎之！

顺逆

身无大热，痘脚稀疏，根窠红绽，不泻不渴，乳食不减，四肢温和，声音清亮，精神如常，脉象和缓，此属顺症，不须服药自愈。至若逆症，咳嗽声哑，饮食挫喉，一恶也；腹胀气促，闷乱不宁，二恶也；渴泻不止，咬牙寒战，三恶也；疮嫩易破，痒塌不止，四恶也；紫黑灰色，顶陷喘渴，五恶也。若按上法急为救疗，十中尚可全活八九，慎勿以其恶，遂弃而不

① 状：原作“壮”，据清末上海千顷堂书局刻本改。

治也。此外尚有轻变为重，所犯者七：一，不忌口味生冷滑腻，致令脾胃受伤；二，先曾泄泻，里虚不能托毒外出；三，过服表药，或不避风寒，致损表气；四，饵凉药，及妄用攻里之剂，致令里气虚寒，毒气不能发出；五，秽气所触，详见种痘说内，盖血气闻香则顺，闻臭则逆，顺则易出易靥，逆则难愈；六，生人辄至，及僧尼孝服；七，犯房室，又重变为轻，返凶为吉。所慎者五：一，谨避风寒；二，身常和暖，寒则添衣，热则减去，务得中和，毋令太过、不及；三，节饮食，大忌西瓜、柿、橘、菱角、水蜜等冷物，恐内伤胃气，及肥肉油腻，滑肠作泻，酸咸作渴，酒、葱、蒜、鱼、羊、腥物作痒，务使脾胃充实，则痘疮易出易靥也；四，大便稠，饮食调和，不致泄泻，一日二日一次为调，日行二三次为利，宜急用甘温补脾药，若值灌浆之时，虽三四日不行，不得误以为秘；五，按法调理，补气血，顾脾胃，避风寒，节饮食，毋妄汗，毋妄下，斯皆可以转重就轻，返逆为顺，庶几不致变轻为重矣。

戒妄汗妄下

人之一身，本乎气血，气为卫，血为荣，气阳而血阴也。阳主动，所以冲畅隧道，运动枢机者也；阴主静，所以充溢脏腑，灌溉周身者也。然其所重，则又在乎脾胃。是故脾胃者，五脏六腑，生化之大源也。经云：人之所受气者，谷也；谷之所注者，胃也；胃者，水谷气血之海也。至于痘疮，则全资气血，但得气血充畅，则易出易收，气血不足，则变症百出。故始出之际，赖气血以载毒外出，继则因气血以起胀灌浆，终之以结靥落痂，莫非气血为之运化。倘气血稍虚，脾胃一损，则生机息而化源绝矣。奈何宋麟祥之《痘疹正宗》，误用寒凉攻伐，致令愚盲幼科，避诸大家之烦，贪《痘疹正宗》归宗汤一方之易，遂至一时翕然用之，不分虚实寒热，妄行攻下，以致阴阳脾胃之气俱伤，变症因之蜂起，因而死者多矣。盖妄汗伤阳，则凡起发、灌浆、收靥之力皆失所赖，势必变为痱烂音哑，皮薄痒塌，外剥而死。故前人于痘疮见点之后，便禁用升麻葛根汤，恐发得表虚也。妄下伤阴，则凡脏腑化源，精神锁钥[①]，饮食仓廪，皆为所败，是必变为陷伏不起，发不灌浆，灰白倒靥，手足逆冷，吐利不食，寒战咬牙，腹痛虚胀，内攻而死。故前人禁用大黄、石膏、枳壳、生地、鼠粘、紫草、芩连、栀子之属，恐攻得里虚也。故钱氏曰：疮疹惟用温平药治之，不可妄下及妄攻伐，良有以也。陈氏云：痘以太阴脾肺二经为主，肺宜温而脾宜燥。万氏云：痘疮始终以脾胃为主，胃当养而脾当补。马氏云：痘以少阴心经为主，火不可太清，血不可太凉。三说皆是也。盖脾为孤脏，能灌四傍，则四脏皆赖一脏以养之。况脾属土而主肌肉，若能化水谷，成津液，灌溉诸经，令肌肉不枯，气血得其助，痘何难成。但寒土不能生物，必有阳气熏蒸于下，而后能成发育也。如草木之根在土，而冬月何以不生，以真阳之气息也。可见脾受水谷，化生津液，必藉火气，始能成腐化之功，所谓火能生土，火乃土之母也。心为君火，能役相火，主乎血脉，若心火不息，血不寒凝，自能与脾之津液相为流通，痘自红润而鲜艳。所谓血主濡之，气主呴之，气无血不走，血无气不行，气乃血之帅也，气行血亦行。肺统一身之气，主乎皮毛，若肺气充盈，自能与心之血脉相为周运。痘自尖圆而肥润，是血气充足，交会于前，脾生津液，助养于后，

① 锁钥：喻指关键所在。

痘之成功，三脏缺一不可。若肝脏则无与焉，至于肾脏，如攻伐太过，或经泄泻，肾气损伤，则痘疮变黑，归肾而死矣。薛氏曰：凡痘疮在四五日之间死者，毒气盛、真气虚而不能起发也；六七日之间死者，元气虚而不能灌脓也；旬日之外死者，邪气去，脾胃败，而元气内脱也。治者但能决其死，而不知其死必本于气血亏损，苟能逆推其因而预为调补，岂断无生理哉。盖起发、灌脓、结痂，三者皆由脾胃荣养，不可妄投表下攻伐之剂，庶不误人于夭札也。业幼科者，可不戒哉，请更言之。试问《痘疹正宗》专以归宗汤一方，肆用寒凉攻伐，欲以应无穷之痘，有是理乎？不待明智之士，自能觉其非矣。何幼科昧心丧良，故蹈其辙也。有力仁人，若能火其书、毁其板，使邪说息而正道行，则于婴儿造福不浅矣。

痘后

痘疮收靥落痂之后，其婴儿气血必虚。盖自初热伤阴，以至出齐、起发、灌浆、结靥、落痂，莫非气血之所为。且或体虚痘密，遍体不留余隙，果能一一冲托成实，则是周身气血皆为痘用，则未有不耗伤者。气血既皆为痘耗伤，则凡于落痂之后，必宜加意培补，纵有他症，皆当以末治之，务令气血得以充足复原，不致遗后日多疾之患。譬如以人搏虎，虎虽毙而人之气力伤矣，人之气力既伤，未有不需饮食酒肉以将息者。奈何近日俗习，不知此理，每于痘疮，皆喜进清凉之剂，于落痂之后，亦妄用黄连、栀子苦寒之属，谬曰败毒，致使脾胃生气大伤，饮食减少，尪[1]羸孱弱，卒难复原。或即变生他症，仍归夭亡，可胜浩叹。嗟乎！痘不成浆，由气血不能运化，痘既

① 尪（wāng 汪）：瘦弱。

成浆，毒气已解，果使浆稠痂厚，则毒气全解，痂落之后，尚何余毒之可清？在禀赋壮实，血热瘢紫者，或堪其谬。若瘢色红淡，或雪白者，服之必死。妇人无知，庸医谬习，沉迷痼结，祸世已深，仆思挽救，是以不惜谆复其词，用以代铎[1]以振世之聋聩云。

附种痘说

粤稽上古之世，民物贞淳，人心恬淡，并无所谓痘疮一症者。迨至有唐以后，风俗浇漓[2]，人情穿凿，淫泆嗜好，醇酒膏粱，六淫外干，七情内扰，脏腑郁蒸，气精滓浊。及至分形受质，两情相感，一气浑融，错杂之邪，交相施泻，胚胎之始，毒即伏焉。既生之后，必待天地时行疫疠之气，或夹外感内伤之邪，触之斯发，乃递为传染，比户皆然，为婴儿所必不能免，此父母遗毒之为害也。如此，加以近日医无善术，用药乖离，遂至险逆相寻，死亡略半，此庸医之为害也。又如此，嗟乎！父母爱子之心，何所不至，劬劳[3]鞠育，惟疾之忧，一旦为庸医所误，呼救何从。甚且宗祀攸关，赖此一线，抑或贞嫠[4]忘死，守此藐[5]孤，一遇差迟，含冤更惨，真令人言之痛心，闻之堕泪者也。幸至有宋，有神人出，而立种痘一法。乘儿无病之时而种之，其种出之痘，少者不过数粒，多者不过数十粒而已。且不需服药，诚挽回造化，避危就安，万举万全之良法也。

本朝高宗纯皇帝，仁被万方，德逾千古。悯兹良法，方书

① 铎（duó 夺）：大铃。
② 浇漓：社会风气浮薄。
③ 劬（qú 曲）劳：勤劳。
④ 嫠（lí 厘）：同“嫠”，寡妇。
⑤ 藐（miǎo 秒）：小、幼。

未载，恐日久湮没失传，特于《御纂医宗金鉴》书内编辑“种痘心法”要旨，仰见仁慈，恩深保赤者矣。第迩来能种之子，皆有力之家，单寒之儿，犹然自出，岂不大负国家及在昔神人之初念乎！原其所以，屈于力有所不能耳。今喜博爱堂诸君子，发心择请种师，并佽[①]助衣食，广为贫家儿女种痘，洵慈幼之盛举也。予甚乐焉，用是特缀数语，并冀广为劝导，使人人皆能效法诸君子，于以修福而广皇仁，端在是矣，功德岂有量哉。

一种痘原所以去险履平、避危就安而设。务宜用种出之痘所落之痂作苗，其气纯正，无天行时毒、外感内伤之邪夹杂于中，种出自然稀疏顺吉，应时成功，决无愆忒[②]。若夫时痂，则断不可用，至于种法，宜以水苗为上。

一下苗之后，调摄禁忌，不可不慎，自始至终，不可稍忽。如避寒热，慎饮食是也。假令天气严寒，盖覆宜温暖，勿使受寒，恐被寒气所触，则痘不得出。亦不可过于重棉叠褥，火器熏靠[③]衣被，致热气壅滞，使痘不得宣发。天气和暖，盖覆宜适中，恐客热与毒相并，致增烦热。亦不可轻易着单露体，致风寒外侵，阻遏生发之气，此寒热所以贵得其平也。卧处常要无风，夜静不断灯火，不离亲人看守，一切食饮，宜预为现成，以备不时之需。如时有迅雷烈风之变，宜谨帷帐，添盖覆，多烧辟秽香，以辟一时不正之气。至于饮食，人之气血，藉以生化，痘之始终，全赖乎此。若饮食亏少，气血何所资助乎！但不可过甚，若过饮，则饮停不化津液；过食，则食滞壅遏气机。大凡吮乳之儿，不多乳，不阙乳。能食之儿，勿餐生冷黏硬，

---

① 佽（cì 刺）：帮助。

② 愆忒（qiān tuī 千推）：过失。

③ 靠：疑为“烤”之误。

勿啖辛热炙煿，勿恣意茶水，勿饮凉浆，食不过饱，亦不令饥，此饮食所以贵得其平也。寒热饮食而外，则凡举止动作，既不可任意骄纵，亦不可过于拂逆。惟在调摄之人，耐其性情，兢兢业业，善为保护。不但慎于既种之后，且当慎于未种之先；不但慎于见苗之初，犹当慎于落痂之后。种师宜谆谆告诫，务期详细，使彼知关系匪轻，心存谨慎，如法调摄，可保万全。至于禁忌，亦最紧要，凡种痘之家，房中最要洁净，切忌冲犯。宜明亮，不宜幽暗，勿詈骂呼怒，勿言语惊慌，勿对梳头，勿对搔痒，勿嗜酒，勿歌唱。凡房中淫泆①气，妇人经候气，腋下狐臭气，行远劳汗气，误烧头发气，误烧鱼骨气，吹灭灯烛气，硫黄蚊烟柴烟气，煎炒炙煿气，葱蒜醉酒气，沟渠污浊气，霉烂蒸湿气，溷圊②厕桶气，病人秽恶气，新丧殗③秽气。以上务宜谨慎遵守，毋稍懈忽，倘自不经心，致令触犯，咎难他诿也。仍宜谨伺房门，勿令生人及僧尼孝服人辄入。宜将此刷印，人给一张，俾各自慎。

辟秽香方

苍术　大黄减半

上二味共为细末，红枣煮汤，连肉和成条，晒干，宜预制给人。

一凡房屋宽深者，自宜听其在家，谨慎将护。倘室庐狭隘，或不足以蔽风雨者，果能筹屋以备暂居，则更妙矣，并且随时酌借帐被。

---

① 淫泆（yì 易）：放荡、淫乱。
② 溷圊（hùn qīng 混清）：厕所。
③ 殗（yān 淹）：死亡。

—每一小儿，宜给红兴布扎头一条，红稀布小褂一件，取其新洁而又和软也。若极贫之儿，于冬令严寒之时，则当改给絮袄矣。此宜随时斟酌，在于发热时与之，以杜冒滥。既见点后，给灯油鱼馒钱三百六十文，倘不守禁忌，将护失宜，致生他症。设有不测者，亦宜量给小费，此虽万中之一，然不得不预为之筹也。

——岁之内，四时宜否，要在活人，非富贵之家，自种可比。但于五六七月间，借以深邃房屋，少少种之，以为接苗之计。其余各月，不妨随到随种，多多益善也。下苗日期，宜避破闭，及四立、二分、二至之前一日，并年命、刑冲、破害，及岁煞、灾煞、劫煞，天克、地冲、比冲之日。

—凡验看小儿，以耳后筋纹为主，红而纹少者为上，纹多而色不紫赤者次之，若纹多而色兼青紫，此虽不可与种，然听其自出，则更难矣。宜赠以稀痘药，数服后，令其再诣师验看，若转为红色，则又宜亟为之种矣。此外如病后，或现有病，或未及周岁，皆当缓种，必俟其气血和平，始与之种。除此以往，无不可种之儿也。稀痘药方附后。

消毒救苦汤

羌活　防风　连翘　生地　酒黄柏　升麻　麻黄根各五分　川芎　藁本　柴胡　葛根　生黄芩　酒黄芩　苍术各二分　细辛　生甘草　白术　陈皮　红花　苏木各一分　当归身　黄连各三分　吴茱萸半分

共为粗末，周岁之儿，每用三钱，两三岁者用五钱。于四立前一日，东流水煎，调制朱砂服。

制朱砂法

用当归　川芎　升麻　甘草各六两

东流水六大碗，新砂锅，桑柴文火煎，减半倾出，滤去渣。用好朱砂四两，绢包线扎，悬胎离砂锅底寸许挂定，将前所滤之汤，陆续入于锅内，桑柴火缓煮，俟汤将干，取起研极细末，一岁一分。

下苗后，必以七日，五脏传遍而后发热为则。然亦有六日而即热者，亦有九日、十一日而始热者，此其常也。若发热于五日以前，此际苗气尚未传遍，热何由作？必因将护不慎，致犯外感内伤，或已染时行之气，而欲出天花也，与种痘无涉，种师宜预申明其说焉。若踰十一日不热，宜更为补种。

【附方】

柴葛桂枝汤

主表散痘热。

柴胡　干葛　桂枝　防风　白芍　甘草　人参

水一盏，加生姜三片，煎七分温服，表虚加黄芪。

温中益气汤

气血双补，疏通隧道，并达四肢。

人参　白术炒，各五分　生黄芪八分　归身　白茯苓各六分　甘草炙　川芎各四分　白芷　防风各四分　木香　官桂去粗皮，各二分　山楂肉六分

生姜一片，枣一枚去核，水一大钟，煎四分温服。

参芪内托散

痘虚发痒，或不化脓，或为倒靥。

人参　黄芪蜜炙　当归　川芎　厚朴姜制　防风　桔梗炒　白芷　紫草　官桂去粗皮　木香　甘草各等分

糯米一撮，水煎，色淡白者，去防风、紫草、白芷，宜多加糯米，一方有芍药。

十宣散

调气补血，内托疮毒，五日后必用之方也，亦治痈疽。

人参　黄芪　当归各二钱　川芎　防风　桔梗　白芷　炙草　厚朴各一钱　桂心三分

上为细末，每服一钱或二钱，木香汤调下。

实表解毒汤

人参　黄芪　当归　生地　甘草　白芍　柴胡　升麻　片芩酒炒　玄参　地骨皮

上入薄荷叶少许，淡竹叶十片，水煎。

保元汤

治痘疮气虚塌陷者。

人参二三钱　甘草炙，一钱　肉桂五七分　黄芪二三钱，灌脓时酒炒，回浆时蜜炙

水一钟半，加糯米一撮，煎服。此药煎熟，加人乳、好酒各半盏，和服更妙，酌宜用之。头额不起，加川芎三五分；面上，加升麻三四分；胸腹，加桔梗三四分；腰膝，加牛膝四分；四肢不起，加桂枝二三分；呕恶，加丁香三四分；元气虚寒，加大附子制七八分，或一钱。

养卫化毒汤

人参　黄芪炙　桂枝　甘草　当归

上水煎服。

人参败毒散

治时疫瘢疹。

人参　茯苓　枳壳　甘草　川芎　羌活　独活　前胡　柴胡　桔梗各等分

水一钟半，姜二片，煎服。

升麻葛根汤

解发痘毒。

升麻　葛根　白芍　甘草各等分

水一钟，煎七分温服。

搜毒煎

解痘疹热毒炽盛，紫黑干枯，烦热便结，纯阳等症。

紫草　地骨皮　牛蒡子研　黄芩　木通　连翘　蝉蜕　芍药各等分

水一钟半，煎服，表热者加柴胡。

四味消毒饮

治痘疮热盛，毒气壅遏，无问前后皆可服。

人参　甘草炙　黄连　牛蒡子各等分

上为粗末，每服一钱，加姜一片，水一盏，煎四分，去滓，温服不拘时。

鼠粘子汤

治痘稠身热毒盛，服此以防青干黑陷，并治瘢疹稠密。

牛蒡子炒，研　归身　黄芪　甘草炙　柴胡　黄芩酒炒　连翘　地骨皮

水煎服，热退则止。

芎归汤

养营起痘。

当归　川芎减半

上为细末，每服一钱，红花汤调服。

六物煎

治痘疹血气不充，随症加减用之，神效不可尽述。

甘草炙　当归　熟地或用生地　川芎三四分，不宜多　白芍俱随宜加减　人参或有或无，随虚实用之，气不虚者不必用

水煎服，如发热不解，或痘未出之先，宜加柴胡以疏表，或加防风佐之。如见点后，痘不起发，或起而不灌，或灌而浆薄，均宜单用此汤。或加糯米、人乳，好酒、肉桂，以助营气。如气虚痒塌不起，加穿山甲炒用。如红紫血热不起，宜加紫草，或犀角。如脾气稍滞，宜加陈皮、山楂。如胃气虚寒多呕者，加干姜炒用，或加丁香。如腹痛兼滞者，加木香、陈皮，表虚气陷不起，或多汗者，加黄芪。气血俱虚，未起未灌而先痒者，加肉桂、白芷。如元气大虚，寒战咬牙，泄泻，宜去芍药，加黄芪、大附子、干姜、肉桂。

羌活散郁汤

治实热壅盛郁遏，不得达表，气粗喘满，腹胀烦躁，狂言谵语，睡卧不宁，大小便秘，毛竖面浮，眼张若怒，并有神效。

并为风寒外搏，出不快者同治。

防风　羌活　白芷　荆芥　桔梗　地骨皮　川芎　连翘　甘草　紫草　大腹皮　鼠粘子

上为粗末，水一钟，灯心十四根，煎六分温服。

凉血养营煎

治痘疮血虚血热，地红热渴，或色燥不起，及便结溺赤，凡阳盛阴虚等症，悉宜用此。

生地　当归　白芍　生甘草　地骨皮　紫草　黄芩　红花

水一钟半，煎服，量儿大小加减用之。渴加天花粉，肌热无汗，加柴胡，热毒盛者，加牛蒡子、木通、连翘之属，血热毒不透者，加犀角。

犀角散

治痘疮痈毒时毒，热盛烦躁多渴，小便赤涩，或赤瘢。

犀角镑　甘草炙，各五分　防风　黄芩各一钱

上为粗末，每服二钱，水一小盏，煎五分，温服无时。

紫草快瘢汤

治痘疹血气不足，或血热不能起发灌脓，色不红活。

紫草　人参　白术炒　当归　川芎　白芍　茯苓　甘草　木通等分

上加糯米，每服三五钱，水煎。

参姜饮

治脾肺胃气虚寒，呕吐咳嗽气短，小儿吐乳等症。

人参三五钱，或倍之　甘草炙，三五分　干姜炮，五分或一二钱，或用煨生姜三五片

水一钟半，煎七八分，徐徐服之。

当归丸

治便坚三五日不通，里气实而禀赋强者。

当归五钱　紫草三钱　黄连一钱五分，炒　甘草炙，一钱　大黄二钱五分

上以当归、紫草熬成膏，下三味研为细末，以膏和为丸，如胡椒大。三岁以下儿服十丸，七八岁儿二十丸，食前清米饮下，渐加之，以和为度。

退火丹

治痘中狂妄神方。

滑石　朱砂飞，各一钱　冰片三厘

共为细末，冷水调一分服，得睡少时，神安气宁，痘转红活矣。

九味异功煎

治痘疮寒战咬牙，倒陷呕吐，泄泻腹痛，虚寒等症，用代陈氏十二味异功散等方。

人参二三钱　黄芪炙，一二钱　附子制，一二钱　熟地二三钱　甘草炙，七分或一钱　当归二三钱　肉桂一钱　干姜炮，一二钱　丁香三五分或一钱

上量儿大小加减，用水一钟半，煎七分，徐徐与服，泄泻腹痛，可再加肉豆蔻面炒一钱，或白术一二钱。

十二味异功散

治元气虚寒，痘疮色白，寒战咬牙，泄泻喘嗽等症。

人参　丁香　木香　肉豆蔻　陈皮　厚朴各二钱五分　白术炒

茯苓　官桂去粗皮，各二钱　当归三钱五分　半夏制　附子制，各一钱五分

上为粗末，每服二三钱，姜枣水煎，去渣服。

木香散

治痘疮虚寒多滞者。

木香　丁香　大腹皮　人参　桂心　甘草炙　半夏制　诃黎勒　赤茯苓　青皮　前胡各等分

上为粗末，每服二三钱，姜水煎，去渣服。薛立斋先生曰：前方治痘疮已出、未愈之间，其疮不光泽，不起发，不红活，五七日内，泄泻作渴。或肚腹作胀，气促作喘；或身虽热而腹胀，足指冷；或惊悸，或汗出，或寒战咬牙；或欲靥不靥，疮不结痂；或靥后腹胀，泄泻作渴，此皆脾胃虚寒，津液衰少，急用此药治之。若误认为实热，用寒凉之剂，及饮蜜水生冷瓜果之类，必不救。张景岳先生云：以上二方，温性有余，补性不足，用治寒症则可，用治虚症则不及也。

黄芪建中汤

治诸虚羸瘠百病。

甘草炙　桂枝　生姜等分　白芍倍用　大枣　胶饴即麦芽糖　黄芪炙

上水煎减半去渣，入胶饴，更上微火消解，温服。

玄参地黄汤

治痘疹衄血。

玄参　生地黄　丹皮　栀子仁　甘草　升麻各五分　白芍一钱　蒲黄炒，五分

水一钟，煎七分温服，本方宜减去升麻，恶其上升也。加陈墨汁和服，黑色象水，能制火也。

大分清饮

治积热闭结，小水不利，或溺血蓄血、腹痛淋闭等症。

茯苓　泽泻　木通　猪苓　栀子　枳壳　车前子

水一钟半，煎八分，食远温服。如内热甚者，加黄芩、黄柏、龙胆草之属，如大便坚硬胀满者，加大黄。

调元汤

人参　黄芪炙　甘草炙

上水煎服。按此即保元汤，无肉桂者，名为调元汤，即东垣先生之黄芪汤也。东垣用为小儿治惊之剂，魏桂严用以治痘多效，因美之，名调元汤也。盖小儿元气未充，最易伤残，用此保全，诚幼科王道之妙方。但能因此扩充，则凡气分、血分，虚寒、虚陷等症，皆可随症增减，无不可奏神效也。

葛根解毒汤

治痘毒止渴良方。

葛根　升麻减半　生地　麦冬　天花粉等分　甘草减半

上取糯米泔水一盏，煎七分，入茅根自然汁一合服之。

黄芩汤

治太阳与少阳合病自下利。

黄芩　甘草炙　白芍　大枣

上水煎温服，若呕者加半夏、生姜。按此方系治热泻，第此症不多，不可以此方误治虚寒泄泻也，宜详前热论。

甘桔汤

治一切风热上壅，咽喉肿痛。

甘草二钱　桔梗一钱

水煎，食后服，喉中有痘，初见点时痛甚者加牛蒡子。

人参麦门冬散

治痘疮微渴。

麦门冬一钱　人参　甘草炙　白术炒　陈皮　厚朴姜制，各五分

水煎温服，量儿增减。薛氏曰：此方治痘疮热毒，气虚宜用之，若因气虚作渴，宜人参白术散。

双解散

治痘疹表里俱实者。

防风　川芎　当归　连翘　白芍　薄荷　大黄各五分　石膏　桔梗　黄芩各八分　荆芥穗　白术炒　桂枝各二分　滑石二钱四分　甘草二钱

水二钟，加生姜三片，煎一钟，温服无时。

六气煎

方见辨惊风之误论

十全大补汤

方见辨惊风之误论

柴归饮

方见辨惊风之误论

四物汤

方见虚论

六味地黄汤

即地黄丸作煎剂，方见热论

六君子汤

方见寒论

五君子煎

方见寒论

理中汤

方见寒论

五味异功散

方见热论

四君子汤

方见热论

人参理中汤

即理中汤人参分量加重用，方见寒论

四顺清凉饮

方见里论

柴胡饮子

方见实论

辰砂六一散

方见辨惊风之误论

导赤散

方见实论

胃关煎

方见寒论

犀角地黄汤

方见辨惊风之误论

卷之十二　治疹论第十二

疹，天行时毒之气也，亦禀受胎毒之气也。出于痘前者，名奶疹子；出于痘后者，名正疹子。要亦生人必不能免之数也。初发热时，咳嗽喷嚏，鼻流清涕，面浮腮赤，两目胞肿，眼泪汪汪，有如醉状。或呕恶，或泄利，或手掐眉目鼻面，是即出疹之候也。然必发热五七日，或多至十一二日，始见疹子者，宜徐徐升托表邪，俾疹毒出尽，则儿无事矣。切忌妄汗、妄下，若妄汗，则增其热，为鼻衄，为咳血，为口疮咽痛，为目赤痛，为烦躁，为大小便不通；妄下，则虚其里，为滑泄，为下痢赤白，为隐伏，为喘逆，多至不救，慎之！慎之！主治之法，轻者宜升麻葛根汤、透邪煎、柴归饮之类主之，重者宜金沸草散主之。兼泄利者，合升麻葛根汤，去葛根，加白芷主之。若发热至六七日，明是疹子，却不见出，此皮肤坚厚，腠理闭密。又或为风寒外袭，或曾有吐利，乃伏也。宜急用麻黄汤，调柽叶散发之，外用胡荽酒，麻蘸戛[①]之。如一向未更衣者，此毒甚于里也，以七物升麻丸解之。若咳嗽不止，上气喘急，面浮目胞肿者，宜甘桔汤、消毒散、泻白散，三方合用。若更兼热盛烦渴，加石膏、知母、黄芩、天花粉之类主之。若自汗出，或鼻衄者，不须止之，但不可太过。如汗太多，人参白虎汤或黄连汤之类主之。若衄太多，玄参地黄汤或茅花汤之类主之。若吐甚者，黄芩汤加茅根、芦根、枇杷叶主之。若利甚者，黄芩汤吞香连丸主之。若咽候肿痛者，甘桔汤加玄参、牛蒡、连翘，或射干鼠粘子汤之类主

① 戛（jiá 颊）：敲打。

之。既见疹后，色贵通红，必以三日周身普遍而渐没者为轻。若色淡白者，此心血不足也，养血化癍汤主之。若色太殷红，或微紫者，此血分有热也，大青汤主之。疹收之后，清涕复来，始为正候。若疹既收后，身有微热，不须施治。若身热太甚，或日久不减者，柴胡麦门冬散主之。若发枯毛竖，肉消骨立，渐见羸瘦者，柴胡四物汤主之。若疹后发热不除，忽作搐者，导赤散加人参、麦门冬，兼安神丸主之。若疹后咳嗽者，泻白散合消毒散主之。若咳甚气喘，甚至饮食汤水俱呛出者，门冬清肺汤加枇杷叶，见血，加茅根汁、阿胶珠主之。若疹后下痢赤白，里急后重，日夜无度者，黄芩汤兼香连丸主之，虚者加人参，滑者加椿根白皮，俱于丸药内加之。大抵疹属阳邪，用药最宜养阴。然亦有属虚寒者，但当合色脉形证以治之，始无贻误。若果热甚气粗，渴而饮冷，便秘溺涩，脉象洪数有力，悉宜按前法治之。若神气怠惰，渴而饮汤，二便调和，脉象虚数，即宜用归芍养阴，略加表托之品。矧泻痢气喘，尤多虚症乎！断不可泥为疹毒，而不敢用补剂也。慎之！慎之！

【附方】

透邪煎

凡麻疹初热未出之时，惟恐误药，故云未出之先，不宜用药。然解利得宜，则毒必易散，而势自轻减，欲求妥当，当先用此方为主。

当归二三钱　白芍酒炒，一二钱　防风七八分　荆芥一钱　甘草炙，七分　升麻三分

水一钟半，煎服。如热甚脉洪滑者，加柴胡一钱。此外凡有杂症，俱可随宜加减。

加味金沸草散

旋覆花去梗　麻黄去节，水煮去沫，晒干　前胡去芦，各七钱　荆芥穗一两　甘草炙　半夏汤泡七次，姜汁拌炒　赤芍各五钱　鼠粘子炒　浮萍各七钱

上为末，每服三钱，生姜二片，薄荷叶三五片，煎。

麻黄汤

麻黄去根节，水煮去沫，晒干　升麻　牛蒡子炒　蝉蜕洗净，去翅足　甘草各一钱

上加腊茶叶一钱，为细末，每服二三钱，水一盏，煎七分，去渣服。烦渴加石膏末四钱。

柽叶散

柽，亦名西河柳，亦名垂丝柳。青茂时，采叶晒干，为末，每服一二钱，茅根煎汤调下。

胡荽酒

辟秽气，使痘疹出快。

胡荽一把　好酒二盏

上煎一两沸，令乳母每含一两口，喷儿遍身，或喷头面，房中须烧胡荽香，以辟除秽气，能使痘疹出快。煎过胡荽悬房门上，更妙。按此酒惟未出之前及初报之时宜用之。若起胀之后，则宜避酒气，亦忌发散，皆不可用也。

七物升麻丸

升麻　犀角　黄芩　朴硝　栀子仁　大黄各二两　淡豉二升，微炒

上共为末，蜜丸如黍米大。凡觉四肢大热，大便秘者，少服十余粒，取微利为止。

消毒散

治痘疮六七日间，身壮热，不大便，其脉紧盛者，用此药微利之。

荆芥穗　甘草炙，各一两　牛蒡子四两，杵炒

上共为粗散，每用二三钱，水一盏，煎七分服。

人参白虎汤

人参　甘草各一钱　知母三钱　石膏五钱　粳米一合

上量儿大小，水煎，待米熟，去渣温服。

黄连汤

黄连　麦冬去心　当归　黄柏　黄芩　生地　黄芪

上分量随宜，水煎去渣，调败蒲扇灰服之。

茅花汤

茅花　真郁金　生地黄　栀子仁　黄芩

上水煎，调百草霜服。

香连丸

治热泻痢疾，赤白脓血，湿热侵脾，里急后重。

黄连净十两，切如豆大　吴茱萸净五两

上二味，用热水拌和一处，入磁[1]罐内，置热汤中，炖一

① 磁：通“瓷”。明·谢肇淛《五杂俎》十二物四：“今俗语窑器谓之磁器者，盖河南磁州窑最多，故相沿名之。”

日，取起同炒，至黄连紫黄色为度，去茱萸不用，每制净黄连一两，加木香二钱五分，共为细末，醋糊丸，桐子大，每服一二十粒，量儿[1]大小增减，空心米饮下。

射干鼠粘子汤

治痘疹后痈疽疮毒。

鼠粘子二钱　升麻　甘草　射干各五分

上剉散，水一盏，煎六分，量儿大小服，忌鱼腥葱蒜。

养血化瘢汤

当归　生地黄　红花　蝉蜕　人参各等分

上剉细，水一盏，生姜一片，煎六分去渣，温服无时。

大青汤

大青　玄参　生地黄　石膏　知母　木通　甘草　地骨皮　荆芥穗各等分

上剉细，水一盏，淡竹叶十二片，煎七分去渣，量儿[2]大小温服。

柴胡麦门冬散

柴胡五分　龙胆草三分　麦门冬八分　甘草二分　人参　玄参各五分

上剉细，水煎服。

柴胡四物汤

柴胡　人参　当归身　黄芩　川芎　生地黄　白芍　地骨

① 儿：原阙，据清末上海千顷堂书局刻本补。
② 儿：原阙，据清末上海千顷堂书局刻本补。

皮　知母　麦门冬　淡竹叶

上剉细，水一盏，煎七分去渣，量儿[1]大小温服。

安神丸

黄连　当归身　麦门冬　白茯神　甘草各五钱　朱砂一两　龙脑二分半

上为极细末，汤浸蒸饼，和豮[2]猪心血捣匀，丸和黍米大，每服十丸，灯心汤下。

门冬清肺汤

天门冬去心　麦门冬去心　知母　贝母　桔梗　款冬花　甘草　牛蒡子　杏仁去皮尖，研　马兜铃　桑白皮　地骨皮各等分

上剉细，水一盏，煎七分去渣，量儿[3]大小食后温服。

升麻葛根汤

方见痘论

柴归饮

方见辨惊风之误论

甘桔汤

方见痘论

泻白散

方见热论

---

① 儿：原阙，据清末上海千顷堂书局刻本补。
② 豮（fén 汾）：阉割过的公猪。
③ 儿：原阙，据清末上海千顷堂书局刻本补。

玄参地黄汤

方见痘论

黄芩汤

方见痘论

导赤散

方见实论

引用方目

易简参苏饮　惺惺散

上见表论

调胃承气汤　四顺清凉饮

上见里论

五君子煎　理中汤

干姜理中汤即理中汤干姜加重用　益黄散又名补脾散

六君子汤　附子理阴煎

六味回阳饮　胃关煎

冲和饮　当归散

匀气散　参苓白术散

白芍药汤　调中丸

上见寒论

泻心散又名泻心汤　秘旨安神丸

柴胡清肝散　地黄丸

参苏饮　泻白散

黄芩清肺饮　五味异功散

泻黄散　五苓散

人参安胃散　四苓散

白术散　四君子汤

上见热论

四物汤　八珍汤

当归补血汤　补中益气汤

加味四物汤　　六神散

上见虚论

羌活冲和汤　　四柴胡饮

五柴胡饮　　柴胡饮子

消乳丸　　香橘饼

大安丸　　泻青丸

抑肝散　　导赤散

上见实论

独参汤　　茯神汤

辰砂抱龙丸　　东垣黄芪汤

金液丹　　大青膏

人参羌活散　　钩藤饮

消食丸　　柴芍参苓散

柴归饮　　辰砂六一散

犀角地黄汤　　七福饮

养心汤　　六气煎

三柴胡饮　　参附汤

参归汤一名团参散，一名人参汤　　人参建中汤

丹溪人参竹沥之法　　五福饮

大营煎　　大补元煎

十全大补汤　　双金散

逍遥散　　加味归脾汤

妙香散　　补肺散

紫河车丸　　消风丸

---

① 上见辨惊风之误论：从此句之下，方目据正文及清末上海千顷堂书局刻本补。

麻黄汤

胡荽酒

消毒散

黄连汤

香连丸

养血化癖汤

柴胡麦门冬散

安神丸

柽叶散

七物升麻丸

人参白虎汤

茅花汤

射干鼠粘子汤

大青汤

柴胡四物汤

门冬清肺汤

上见治疹论

校注后记

《儿科醒》是清代医家芝屿樵客承其师华阳山人之意所作的一部中医儿科专著。芝屿樵客，清代中期医家，其生平及从医经历不详，未见有其他医学著作。从书中总论“此等恶习，不知始自何人，遂至相习成风……而惟扬属为尤甚”及第十卷“不可饿论”中“岂知近日医流，毋论大人小儿，凡遇发热，不分表里虚实，便一概禁绝其饮食，而惟扬属为尤甚，至有饿不死伤寒之说”的两处相关记载来看，推测其为江南扬州一带医家，或在这一地区行医多年，故对当地儿科医家用药风格与习俗感受尤深。从本书书名来看，醒者，醒悟也，其意在于告诫习幼医者应注意避免受陋习和流弊影响，准确把握辨证治疗要领，不致陷入迷途。全书共十二论，以论附方，以六纲辨证指导选方治疗。除总论外，其余各论分别从诊治、辨证、纠弊、痘疹治疗等角度论述，其内容简明，观点鲜明，论述透彻，其中“辨惊风之误论”和“治痘论”内容较为丰富，尤其是后者多有真知灼见，对医家临床时多有启悟。

根据《中国中医古籍总目》记载和校注者考证，《儿科醒》共有五种不同版本，分别是清嘉庆十八年（1813）甘棠博爱堂刻本、清末上海千顷堂书局刻本、清刻本（残）、民国二十五年（1936）上海世界书局铅印本、民国二十六年（1937）上海千顷堂书局铅印本、珍本医书集成本。经实地版本调查，采集了所有版本书影，包括封面、牌记、序、题辞、首卷卷端、正文、藏书章等，记录了该书现存版本名称、版本类型、刊刻时间、刊刻地点、版本来源、馆藏情况、序跋、批注等信息。其中中国中医科学院图书馆馆藏清嘉庆十八年（1813）甘棠博爱堂刊刻最早最精，但刻本缺序及卷十至十二，故本次整理以嘉庆十八年（1813）甘棠博爱堂刻本（卷一至卷九）配补辽宁省图书馆藏本（序及卷十至卷十二）为底本，以清末上海千顷堂书局刻本为主校本，以珍本医书集成本为参校本，以《内经》为他校本。

1. 四诊合参，六纲辨证，首辨表里

儿科古称“哑科”，自古以来，众多医家皆以望诊为小儿诊病之主要凭据，正如钱乙《小儿药证直诀·序》中指出：“小儿脉微难见，医为持脉，又多惊啼，而不得其审，其难二也……其骨气未成，形声未正，悲啼喜笑，变态不常，其难三也……小儿多未能言，言亦未足取信，其难四也。”后世诸多儿科医家多认为小儿诊病切诊、闻诊、问诊难于施行，而独重于望诊。望闻问切为中医学的基本取证方法，临床上理应四诊合参，综合运用，方能确保诊断的正确性。芝屿樵客认为小儿“言语不通、病情难识”，所以诊断时更应该望闻问切四诊合参，不可独重于望诊。“盖望其形色，则有以知其邪正之盛衰；审其声音，则有以别其禀赋之强弱；询其向背，则有以识其性情之好恶；察其脉息，则有以明其表里之寒热。苟能细心求之，则表里寒热虚实，皆得其真，用药自无不当”，只有四诊合参，用心辨证，方能确保施法用方无虞，即“合四者以决之，庶无误人于夭札也”。

在辨证时，芝屿樵客坚持小儿之病最重要的是辨明表、里、寒、热、虚、实，其著作《儿科醒》在诊治论之后以此六者立论，可见其重要地位。其中芝屿樵客认为表里尤为重要，他在《儿科醒·凡例》中提出“治病莫要于辨寒热虚实，而小儿之病，亦只惟表里二症而已。果能于表里症中辨出寒热虚实，则自是高手。”在临证时，芝屿樵客坚持优先辨明表证与里证，再于表里证不同中辨明寒热虚实之不同，分别因证施法用方，方能随手奏效。如在《儿科醒·治痘论第十一》中，他将痘疮分为表虚、表实、表寒、表热、里虚、里实、里寒、里热八个不同的见证，并分别于每个见证内详细论述主治之法，同时在辨表症时兼顾因时制宜。例如在论述痘疮表实证时，若病于“冬月寒胜之时”，宜用“人参败毒散”进行治疗，而“时令暄热”则宜用“升麻葛根汤”，如果时值“不寒不热，天气温和”，则可以用“柴归饮”治疗。除此之外，芝屿樵客仍不偏废中医儿科特色鲜明的脏腑辨证，并根据患儿五脏虚实，提出相应治法。如在《儿科醒·实论第八》中，若患儿出现“目直大叫，项急烦闷”，此为“肝之实”的表现，可以用“泻青丸、抑肝散”等治疗；若患儿“筋急血燥，抽搐劲强，斜视目瞪”，则为“肝之虚”，治疗可用“地黄丸”；若“叫哭发热，饮水而搐”，则为“心之实”，方用“导赤散、泻心汤”；若“惊惕不安”，属于“心之虚”，可用“秘旨安神丸”治疗等。凡此种种，皆体现出了芝屿樵客明确的辨证思路和力求精准的辨证目标。

2. 用药审慎，顾护元气，尤重调脾

芝屿樵客认为小儿之所以称为“芽儿”，是因为小儿“如草木之萌芽，其一点方生之气甚微”，加之当今之世与上古之时气运不同；另一方面，今时之人不明养护，其身体禀赋大不如前人，故用药不宜大剂、药性不宜过于攻伐，他主张处方用药时“宁勿药，毋过剂，宁轻，毋重，毋偏寒，毋偏热，毋过散，毋过攻”。这种谨慎平和的用药风格对儿科医家临床确有警醒价值，因为小儿身体弱小，经不起庸医孟浪折腾。现代蒲辅周先生运用“八法”时总结的“汗而勿伤，下而勿损，温而勿燥，寒而勿凝，消而勿伐，补而勿滞，和而勿泛，吐而勿缓”的“八勿”用药可谓与其有异曲同工之妙。书中作者每每引经据典，告诫行医者一定要“辨之明而见之确”而后用药，否则小儿脏腑娇嫩、易受药物偏性影响，一旦用错药，便成坏证、死证，导致“变症蜂起而不可救”。此外，他也鼓励医者如遇轻症或自己辨之不明、见之不确的病时，宁可不施以方药，也不要“试之以无妄之药”，从而导致病儿“任医冤杀，束手待毙，底于死亡”。对于无法接受“勿药”处置的病儿家属，芝屿樵客还提出了相应的解决办法：“用汤浸蒸饼令软，丸作白丸，给其妻妾，以为真药，服之以听天命，最为上药”。

芝屿樵客通过比对古今气运、人情习俗，得出后世之人“元气渐薄，风俗烦偷，人情穿凿，名利有不时之扰，嗜欲多无厌之求”，而今人禀赋较之更显微薄，如此男女交媾，两精相搏，所产小儿禀赋更虚，元气愈薄，故其在生长过程中尤需顾护元气，另一方面，为医者不可妄用攻伐，徒伤元气，应“须遵《内经》‘邪之所凑，其气必虚’之训，时以保护元气为主”。他认为小儿之病，实者唯有“表里食积”三者，而“若禀赋素虚，或病患已久，或过服克伐之剂，皆当作虚症施治”，虚者远多于实者，即使辨为实证，亦“邪气实耳，非元气有余之谓”。其治疗时“应表应下之药，皆当作小剂，少少与之，要在中病即止，不可过剂，务宜顾定元气”，无论虚实，用药皆宜稳当，不可伤及元气。另一方面，病儿家属也应该注意，不能听信愚医恶习，任由攻伐，又“禁绝其饮食”，“绝其胃气”，令儿愈虚，“底于死亡”。

小儿生机蓬勃、发育迅速，气血需求极为庞大，而充身之气血全赖后天之脾胃化生；小儿患病，更需气血充养，方能排邪愈疾；小儿之病，又多关乎脾胃，故芝屿樵客认为医者诊治时无论表里虚实皆当顾护脾胃，这一思想处处体现在他的处方用药里：对于四时感冒，他用易简参苏饮、惺惺散等方，方中以人参、茯苓、白术等健脾护胃；对于便秘等里实之证，他用调胃承气汤、四顺清凉饮等“急下以救胃中津液”；对于虚寒等症，更当“急宜温补脾胃为要”。此外，对于儿科诸多病症如伤食、吐泻、痘疹、惊风、痫症等，芝屿樵客认为皆可从脾胃论治，治疗时也处处体现“顾护脾胃”的观点，常用甘草、人参、当归、白芍、白术、生姜、茯苓等补脾益气之药。

3. 力纠时弊，师古不泥，注重调护

芝屿樵客生活于清中期，按书中所载，清代中期儿科界特别是江南扬州一带存在诸多旧说恶习，“不知始自何人，遂至相习成风，流祸无已。愚夫愚妇，溺于其说，至死不悟，为婴儿之大患”，他对于这种情况非常痛心，并因此决心撰写《儿科醒》一书，“欲效忠告之良谋，用救方今之恶习”。书中指出，当世医者与病家诸多于病儿不合理、不正确的认知与做法，大加批判，并提出改正之法，颇为用心良苦。例如对于当时医家诊治时独取望诊，“置闻问切三者于不讲”，更有甚者，“不独望闻问切四者不知，抑且置虚寒二症于不问”，芝屿樵客直指其弊，倡导大家“以望闻问切四者为纲，以揭明表里寒热虚实六者之要”。

针对当时“有病宜饿”的说法，芝屿樵客更是提出了严厉的批评，反对小儿患病后动辄禁食，引《素问·平人气象论》“人以水谷为本，故人绝水谷则死”等经文，将《内经》有关饮食与脾胃的密切关系作为理论根据一一加以明示。芝屿樵客认为小儿处于生长发育的关键时期，未患病时就已是“脾常不足”，一旦患病，更易伤及脾胃。故芝屿樵客认为无论表里虚实皆当顾护脾胃，而禁食尤为伤胃，脾胃一伤，后天生化无源，正气更虚，病益危笃，认为禁饮食之法实不可取也。

对于惊风，他认为古今之人多不知其所以然，往往将“《内经》所谓大惊猝恐之症”，伤风发搐，伤食发搐，潮热发搐，将见痘疹发搐，太阳病变痉，以及天钓、内钓、痫症等症，与惊风混为一谈，“以及体虚非风之类，不知皆属极虚之症，动以惊风为名，辄投开关镇坠之品，致使真气益虚，邪反内陷，死亡相继，何生民之不幸，若此其甚也”。他提出“小儿形气未充，易生恐怖，又何尝无惊吓之症”“但当以惊吓二字立名，不当以惊风二字目之矣”，其治疗也当“急宜收复神气为要”。芝屿樵客主要从病因角度出发来认识和命名惊风，虽然不无道理，但存在一定的片面性，尚需结合患儿证候表现及病机特点来全面加以认识。对于慢惊风，他认为“全属虚寒败症，急宜温补”，此更不当以惊风为名，其认识也同样失于武断和存在片面之处。至于提及其他诸多发搐之症，认为其病因病机皆与惊风有异，治法亦各不相同，这种认识或有偏激之处，应引起读者注意。

对于小儿疾病，芝屿樵客还非常注重调护。如《儿科醒·治痘论·顺逆》中提出了影响疾病转归的七犯五慎，即“一，不忌口味生冷滑腻……二，先曾泄泻，里虚不能托毒外出；三，过服表药，或不避风寒……四，饵凉药，及妄用攻里之剂……五，秽气所触……六，生人辄至，及僧尼孝服；七，犯房室……”，“一，谨避风寒；二，身常和暖，寒则添衣，热则减去，务得中和，毋令太过、不及；三，节饮食，大忌西瓜、柿、橘、菱角、水蜜等冷物……及肥肉油腻……务使脾胃充实……四，大便稠，饮食调和，不致泄泻……五，按法调理，补气血，顾脾胃，避风寒，节饮食，毋妄汗，毋妄下”。《儿科醒·治痘论·附种痘说》提出种痘后对小儿应“避寒热，慎饮食”，“种痘之家，房中最要洁净，切忌冲犯。宜明亮，不宜幽暗……（勿）病人秽恶气，新丧殗秽气”，“勿令生人及僧尼孝服人辄入”等宜忌调护，对如今的临床仍有积极的指导意义。

总之，《儿科醒》一书，虽无长篇深入的论述和突出的学术创新，特别是方剂基本出于前贤，正如作者自述“是书所集，颇多采录，诚以理之所在，有不容另措一词者，读者慎毋以剿袭陈言见诮”，但其所论述的内容有明确的学术主张，见解亦有多处亮点，具有一定的时代特色，如强调四诊不可偏废，主张辨表里寒热虚实六纲，尤其是其顾护元气、尤重调脾、不可饿论，以及谨慎平和的儿科用药见解风格，对现代中医儿科临床具有一定的启发和借鉴价值。

总 书 目

扁鹊脉书难经
伤寒论选注
伤寒经集解
伤寒纪玄妙用集
伤寒集验
伤寒论近言
重编伤寒必用运气全书
伤寒杂病论金匮指归
四诊集成
秘传常山杨敬斋先生针灸全书
本草撮要
（新编）备急管见大全良方
（简选）袖珍方书
经验济世良方
师古斋汇聚简便单方
新锲家传诸证虚实辨疑示儿仙方总论
静耘斋集验方
普济应验良方
苍生司命药性卷
（新刊东溪节略）医林正宗
医圣阶梯
诸证提纲
颐生秘旨
医学集要
医理发明
辨证求是
温热朗照
四时病机
治疫全书
疫证治例
（袖珍）小儿方
类证注释钱氏小儿方诀
儿科醒
外科启玄
疡科选粹
王九峰医案
医贯辑要
棲隐楼医话
医学统宗
仁寿堂药镜

责任编辑　李　昆
封面设计　古　骥

内容提要

清代医家芝屿樵客所撰《儿科醒》是一部内容简洁明晰、观点鲜明、论述透彻的儿科著作，书名意在告诫习幼医者避免陋习流弊，准确把握辨证治疗要领，不致陷入迷途。全书共十二论，以论附方，以六纲辨证指导选方治疗。从诊治、辨证、纠弊、痘疹治疗等角度论述，其中『辨惊风之误论』和『治痘论』内容较为丰富，尤其是后者多有真知灼见，对医家临床颇多启悟。现以清嘉庆十八年（1813）甘棠博爱堂刻本为底本，以清末上海千顷堂书局刻本为主校本整理。本书适合中医药院校学生、中医临床医生以及中医药研究者，特别是中医儿科医生阅读参考。

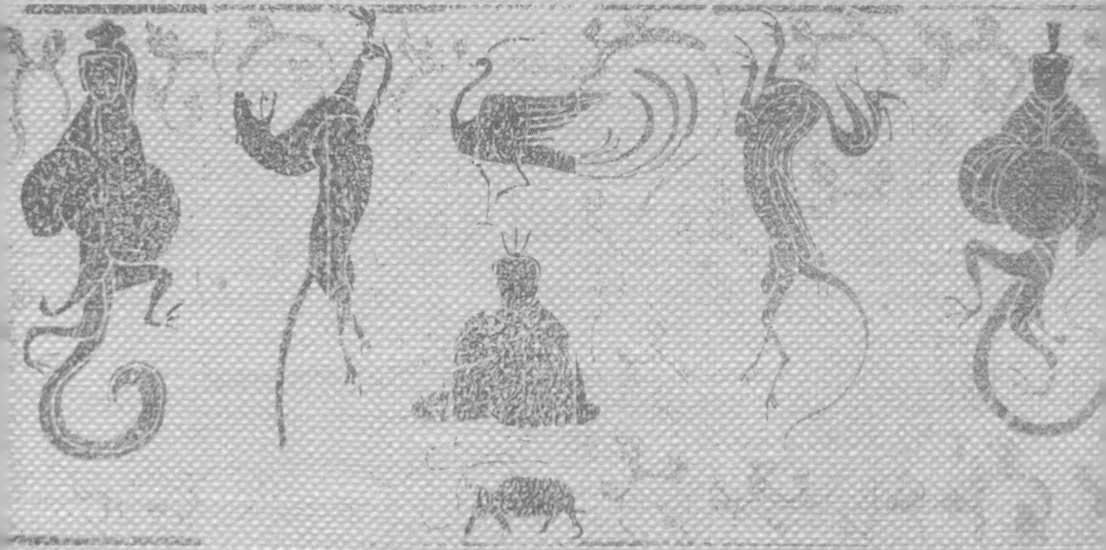

上架建议　中医古籍
ISBN 978-7-5132-8531-5
9 787513 285315 >
定价：36.00元